Homme animalisé
ou
animal humanisé ?

Psychanalyse et Civilisations
Collection dirigée par Jean Nadal

L'histoire de la découverte de la psychanalyse témoigne que démarche clinique et théorie issues de champs voisins ont concouru, par étayage réciproque à élaborer le concept d'inconscient, à éclairer les rapports entre pathologie et société et à reconsidérer les liens entre le malaise du sujet singulier et celui de la civilisation.

Dans cette perspective, la collection *Psychanalyse et Civilisations* tend à promouvoir cette ouverture nécessaire pour maintenir en éveil la créativité que Freud y a trouvée pour étayer, repenser et élargir la théorie. Ouverture indispensable aussi pour éviter l'enfermement dans une attitude solipsiste, qui en voulant protéger un territoire et préserver une identité, coupe en réalité la recherche psychanalytique de ses racines les plus profondes.

Dernières parutions

Jean BROUSTRA, *Détestation de mots. Mots intrigants et quelques amours*, 2020.
Alain LEFEVRE, *Psychanalyse critique de la destinée, Du théâtre antique à l'inconscient,* 2019.
Louis MOREAU DE BELLAING, *D'un sens l'autre, Le sacré-profane et l'entre-nous*, 2019.
Urias ARANTES, *La Cité des Dames, Enquêtes sur les relations entre la psychanalyse et les féminismes*, 2019.
Martín RECA (dir.), *Salomon Resnik, Un psychanalytse à l'écoute de la folie*, 2019.
Saverio TOMASELLA, *La subjectivité face au désastre, Subjectivation et catastrophes,* 2018.
Jean BROUSTRA, *Psychoses et langages. Scènes psychothérapiques du dire*, 2018.
Michel BASS, *Mort de la clinique. Analyse de la fracture du système de santé*, 2018.
Jean NADAL, *La pulsion de peindre. La toile et son inconscient*, 2018.
Marie-Laure DIMON et Michel BROUTA (dir.), *Les Algorithmes de l'Etrangéité, Psychanalyse et anthropologie critique,* 2018.

Albert Le Dorze

Homme animalisé ou animal humanisé ?

L'Harmattan

Du même auteur
chez le même éditeur

Heurs et malheurs de la sensation et du féminin, 2019.

Inconscient et algorithmes, 2017.

La chair et le signifiant, 2016.

Cultures, métissages et paranoïa, 2014.

De l'héritage psychique, 2011.

Humanisme et psy : la rupture ?, 2010.

La politisation de l'ordre sexuel, 2009.

Vagabondages psy...
Il importe pourtant d'avoir des certitudes, 2006.

5-7, rue de l'Ecole-Polytechnique, 75005 Paris
http://www.editions-harmattan.fr
ISBN : 978-2-343-19477-6
EAN : 9782343194776

Remerciements

à M. Jean NADAL,

à M. Georges ABOLIVIER,

à Mme Nathalie LE CALVÉ,

aux membres du séminaire,

à tous les animaux dont l'homme.

« Les animaux incarnent la volupté, la liberté,
l'autonomie : ce à quoi nous avons renoncé[1]*. »*
Sylvain Tesson.

---

[1] Tesson Sylvain. *Le Monde*. L'époque, 12 novembre 2019 ; p. 3.

Introduction

Mais pourquoi diable inviter des animaux dans une histoire de psy ? Facile de se douter qu'il existe une école de psy pour qui la clinique n'a que faire de la nature du corps biologique et autres calembredaines, billevesées et fariboles. C'est de la pure culture, du langage qu'il s'agit. L'autre école ne vénère que la molécule commune à l'animal et à l'homme. La coupure, nette, existe dans les milieux psychanalytiques, les lacaniens d'un côté, arc-boutés sur le Symbolique, la Structure et le Nom-du-Père, et de l'autre, tous les autres. Au milieu, la chose entre deux chaises, ce qui est un rien malcommode, qui tirent à hue et à dia, les psys comme Lanteri-Laura[2], qui ne peuvent ignorer l'endocrinologie, la neurologie, ni la zoologie, l'ethnographie, ou l'anthropologie ; ajoutons une pincée de littérature, de linguistique, de poésie et une bonne louche de bricolage plus ou moins artistique.

[2] Lanteri-Laura Georges. « La "psychiatrie animale" et les troubles du comportement chez les animaux. » *Psychiatrie animale*, Volume I. Perpignan : CREHEY ; 2018, p. 123.

Que dit Lévi-Strauss[3], à la recherche obstinée des lois déterminant l'esprit humain et son fonctionnement, que nous avons élu pape du structuralisme ?

1/ « Derrière la contingence superficielle et la diversité incohérente, semblait-il, des règles du mariage, nous avons dégagé, dans *Les Structures* [1949], un petit nombre de principes simples [qui] étaient ramenés à un système signifiant. Cependant, rien ne garantissait que ces contraintes fussent d'origine interne[4]. »

2/ La mythologie n'a pas de fonction pratique évidente. Elle « semble parfaitement libre de s'abandonner à sa spontanéité créatrice. Par conséquent, s'il était possible de démontrer que, dans ce cas aussi, l'apparence arbitraire, le jaillissement prétendu libre, l'invention qu'on pourrait croire débridée, supposent des lois opérant à un niveau plus profond, la conclusion deviendrait inéluctable que l'esprit, livré au tête-à-tête avec lui-même [...] avère ainsi sa nature de chose parmi les choses. [...] Il nous suffira d'avoir acquis la conviction que si l'esprit humain apparaît déterminé jusque dans ses mythes, alors a fortiori il doit l'être partout. » (1964)

3/ En 1962[5], il nous invite à réintégrer la culture dans la nature. « L'opposition entre nature et culture sur laquelle nous avons jadis insisté semble aujourd'hui offrir une valeur surtout méthodologique. [...] Dans notre perspective, par conséquent, le moi ne s'oppose pas plus à l'autre que l'homme ne s'oppose au monde. Les vérités apprises à travers l'homme sont du "monde" et elles sont importantes de ce fait. Cela est vrai des vérités mathématiques. [...] Les énoncés de la mathématique reflètent au moins le fonctionnement libre de l'esprit, c'est-à-dire l'activité des cellules du cortex cérébral, relativement

---

[3] Lévi-Strauss Claude. *Les structures élémentaires de la parenté*. Paris : Mouton ; 1949.

[4] Lévi-Strauss Claude. *Mythologiques. Le cru et le cuit*. Paris : Plon ; 1964, p. 18.

[5] Lévi-Strauss Claude. *La pensée sauvage*. Paris : Plon ; 1962.

affranchies de toute contrainte extérieure et obéissant seulement à leurs lois propres[6]. » Zoologie et anthropologie, même combat.

4/ Si vous ne voulez pas tomber dans un pessimisme mortifère, lisez ou relisez Chomsky, le contempteur du structuralisme : la science ne peut prévoir les exploits des artistes ou les découvertes de ces mêmes scientifiques.

S'apercevoir, après coup, que l'on a consacré un livre en 2008 à *La politisation de l'ordre sexuel* qui questionnait la volonté de l'Ordre symbolique œdipien de se croire éternel, le crépuscule des pères, et se penchait sur les nouvelles pratiques queer inspirées, entre autres, par Foucault et Judith Butler. Un autre livre, *La chair et le signifiant*, en 2016, qui voulait maintenir haut et fort la suprématie du corps sur ce signifiant, un troisième ouvrage intitulé *Inconscient et algorithmes* en 2017, qui, avec beaucoup d'ingénuité, voyait dans l'algorithmisation du monde un prolongement possible du structuralisme. Ne manquait à la fermeture du cercle que de faire de l'homme un singe-nu, aussi haineux envers ses proches que les dinosaures, adepte de la philosophie du porc et de la logique de la soupe et de faire de ce singe un précurseur de l'homme.

Pauvre immaculée conception du langage.

---

[6] Lévi-Strauss Claude. *La pensée sauvage*. *Ibid.* p. 327-328.

L'évolution

Petite polémique introduite par Michel Serres dans la revue *Le Débat*[7] lorsque celle-ci a tenté de réfléchir à la notion d'Histoire. Selon Serres, deux oublis majeurs. Oubli du grand récit des corps inertes, du big-bang, du boson, du début de l'univers il y a quinze milliards d'années, notre terre n'ayant, elle, que quatre milliards d'années. Oubli de l'évolution : les fossiles, les monocellulaires, le temps des vivants il y a trois milliards d'années, les arthropodes qui gagnent les premiers la terre ferme il y a quatre cent quatre-vingt-dix millions d'années, les premiers dinosaures et mammifères il y a deux cents millions d'années. Toute chose inerte ou vivante reçoit de l'information, en émet, la traite et la stocke ; l'écriture n'en est qu'une forme particulière. Puis surgit l'histoire du destin humain, nano-instant.

---

[7] Serres Michel, Gauchet Marcel. « Quelle histoire ? » *Le Débat*. Paris : Gallimard, janvier-février 2014 ; p. 178-182.

Eric Karsenti[8] affirme que le vivant ne constitue pas un règne à part et que nous sommes aujourd'hui très loin de l'idée un peu magique de « principe vital ». La matière, les cellules sont régies par des processus physico-chimiques qui prévalent d'un bout à l'autre de l'Univers. Le vivant, ce sont des molécules qui se déplacent et entrent en action les unes avec les autres et qui, ainsi, génèrent des structures, à la façon des bancs de poissons ou des nuées d'oiseaux. Personne ne leur dit de produire ces formes merveilleuses, elles émergent de leurs interactions, ces dynamiques qui sont au cœur de la vie. Cela tient aux contraintes physiques universelles de la matière. Lorsque les cellules se divisent, elles sont soumises à certaines lois qui régissent leurs formes, leurs interactions, leurs déplacements. Qu'il s'agisse de celles d'une plante qui pousse, d'un corps céleste en mouvement dans le cosmos ou de celles d'un embryon, les mêmes schémas dictent leur comportement et la matière, vivante ou non, s'organise d'elle-même sous leur effet. C'est Einstein qui a établi que ces mouvements découlent de la chaleur et de l'énergie. Lorsque la température s'élève au-dessus de zéro degré, les molécules contenues dans un liquide commencent à s'agiter en tous sens, elles entrent alors en collision avec d'autres particules, les bousculent et les font interagir. La vie constitue une forme particulière et complexe d'organisation de la matière. Beaucoup de chercheurs estiment aujourd'hui qu'elle devait**, d'une certaine façon, nécessairement apparaître**. Elle s'est développée sur notre planète au gré de la dissipation de l'énergie et des différents phénomènes de non-équilibre qui en ont découlé. **Tout être existe grâce à un ensemble de rythmes**, cardiaque, hormonal, ceux des ondes cérébrales, de la division cellulaire qui proviennent de cette absence d'équilibre de la matière. Dans un environnement extra-

---

[8] Karsenti Eric. « La vie n'est pas une étincelle miraculeuse. » Propos recueillis par Véronique Radier, *L'OBS*, 14/03/2019 ; n°2 836, p. 67-70.

ordinairement dynamique et instable, la physique statistique permet aujourd'hui de modéliser les comportements aléatoires de molécules.

Pour que la vie se développe sur notre planète il a fallu que surgisse une **macromolécule d'ADN** capable de conserver de l'information durant des milliards d'années sans pour autant être figée, se transformant en permanence. Par simplification, on emploie les lettres **A. C. G. T.** [adenine (A), cytosine (C), guanine (G) et thymine (T)] **pour désigner les molécules qui la composent**. Ces molécules ont bel et bien créé un code, le code génétique. Comment, s'enchaînant chacune dans le long fil de l'ADN, ont-elles pu conduire à sa formation, c'est là tout le mystère. C'est cela, le principe de l'auto-organisation des cellules, l'ordre qui émerge du désordre et engendre la complexité. L'agitation de particules, leurs interactions ont permis l'émergence de vésicules primitives avec une membrane capables de fusionner et donc d'échanger du matériel. Elles ont ainsi constitué des **chaînes qui, on ne sait comment, ont fini par fonctionner ensemble**, donnant naissance à un métabolisme. Leurs interactions, combinées à la sélection naturelle, ont éliminé des tentatives qui ne fonctionnaient pas et seuls les systèmes les plus stables ont survécu : il y a plusieurs proto-cellules.

Ce qui s'est produit sur la Terre a toutes les chances d'être survenu ailleurs. Ces éléments que l'on a longtemps crus propres au vivant, nous en avons retrouvé partout, toutes les briques sont là. Jacques Monod disait qu'il était totalement improbable qu'un phénomène aussi extraordinaire ait pu se produire ailleurs que sur la Terre ; en fait, c'est tout le contraire, i1 est très improbable que ce ne soit pas le cas. La vie sur Terre ne représente qu'un instant. Apparue voici quatre milliards d'années, elle devrait disparaître dans dix milliards d'années, lorsque notre Soleil explosera. À l'échelle cosmique, c'est bien peu. Oui, la vie doit certainement exister ailleurs, mais la probabilité que nous puissions la rencontrer semble bien mince.

La publication de *l'Origine des espèces*, le 24 novembre 1859, fut un véritable coup de tonnerre. Darwin avait d'ailleurs hésité, dix années durant, à rendre publiques ses réflexions, craignant entre autres de heurter les convictions religieuses créationnistes de son épouse. Il expliquait la diversité des formes vivantes par un mécanisme purement matériel : la sélection naturelle. Les espèces évoluent, varient en permanence au **hasard** et les formes les plus adaptées sont sélectionnées par la nature, l'environnement. Il n'y a pas de force transcendante, l'humanité est sur le même plan que n'importe quelle espèce animale susceptible d'évolution.

L'évolution n'était pas une idée totalement nouvelle. Lamarck (1744-1829) soutenait que les espèces se transformaient mais qu'il y avait une « force organisatrice ». Pour Darwin, la sélection naturelle est aveugle, il n'y a pas de finalité. Les formes vivantes évoluent spontanément et de manière aléatoire. Darwin ignorait, bien entendu, la génétique mais lors du célèbre procès des thèses de Darwin, à Oxford le 30 juin 1860, l'évêque anglican Wilberforce avait tout de suite saisi l'ampleur de ce qui était en cause : l'idée que l'homme est un animal comme les autres est incompatible, non seulement avec la parole de Dieu sur ce sujet, mais encore avec la représentation de la condition morale et spirituelle de l'homme. Il fallait déjà condamner Lamarck dont l'idée d'un développement progressiste autonome de la Nature, sans référence à une transcendance garante d'un ordre social aussi immuable que les espèces, venait conforter les idées des whigs : anticléricalisme et matérialisme, ce qui sabotait déjà les valeurs de la conservation sociale éternelle divine. Mais avec Darwin c'était pire, il niait l'idée même du dessein intelligent ! Seul le hasard... En 1866, sept ans après *L'origine des espèces*, le « moine Mendel » énonce ses lois à la base de la génétique moderne, permises par l'étude des hybridations des variétés de pois : la méiose, les allèles, les lois de dominance, de récession, génotype et phénotype…

Viendrait-il à quiconque, en France, l'idée de contester les théories de l'évolution, raillant au passage les affreux croyants créationnistes américains pour qui Dieu aurait figé les espèces de toute éternité ? Celles-ci ont évolué, comme l'a montré Darwin. Les vivants actuels et passés sont tous liés généalogiquement au sein d'un arbre qui n'a qu'une seule origine. **Le lieu de l'évolution est celui, non pas des individus, mais celui de la population**, ensemble de sujets appartenant à la même espèce obéissant au critère de **l'interfécondité**. D'où l'importance, pour Darwin, de la sélection sexuelle, de **l'attraction sexuelle** ; l'amour et la haine mènent le monde. L'évolution définit un espace, un temps, une histoire, un environnement, une niche écologique singuliers. Les populations se transforment car elles se séparent, s'isolent et les individus ne sont plus dès lors interféconds, tel est le processus de spéciation. L'homme ne descend pas du singe et les singes, les plantes, les animaux ne sont pas des vestiges archaïques, inférieurs, primitifs, bloqués sur l'échelle de l'évolution : les humains actuels et les singes ont un ancêtre commun, ce qui est bien différent. N'existent que des formes antécédentes et conséquentes. L'homme n'est qu'un des multiples rameaux de l'évolution. L'évolution des populations se produit de par la loi de la **sélection naturelle**, mais les modifications acquises par l'individu au cours de son existence ne se transmettent pas à leur descendance. Sous l'effet de mutations génétiques purement hasardeuses mais transmissibles à la descendance, de nouveaux traits apparaissent n'ayant aucun rapport avec une éventuelle utilité adaptative. Il n'y a pas de finalisme. N'existe qu'une concurrence, sélection du plus apte, entre des individus de la même espèce ayant les mêmes besoins, dans une niche écologique donnée, mais légèrement différents. Exit fixisme, essentialisme, échelle des êtres, finalisme, anthropocentrisme. Selon Dominique Guillo[9], persiste en France un création-nisme laïque, sécularisé, qui refuse le non-finalisme biologique. Big-bang, un être aquatique sommaire qui se complexifie, un poisson qui sort de l'eau, devient reptile puis dinosaure, bientôt abattu par un météorite, mais le singe se lève, regarde le ciel, devient bipède, sensible, manie l'outil, joue collectif, s'interroge sur le sens des choses, en particulier la mort, bref, l'animal s'humaniserait. L'échelle des êtres se transformerait en ascenseur. Homme qui inventerait, sur la voie de la civilisation, le Droit et les philosophies de l'Histoire afin de pacifier la sauvagerie. Durkheim, pape du laïcisme français, estimait que la sélection naturelle s'adoucissait avec le temps.

Jean-Claude Ameisen fait remarquer que la domes-tication du feu, l'art de tailler des outils dans la pierre remontent au moins à 750 000 ans alors que les « humains » n'existent que depuis 400 000 ans. Les plus anciennes pierres taillées, vieilles de 3,3 millions d'années, ont été découvertes au Kenya. Les outils ont donc été façonnés avant l'homme. Jusqu'ici, les premiers fossiles humains, le genre homo, et le plus ancien des outils connus étaient datés de 2,6 millions d'années en Éthiopie[10]. La culture humaine a précédé les humains. Nous ne sommes que le fruit du hasard et la nature ne nous dit rien de ce que nous sommes censés faire. L'avenir n'est pas écrit. Il ne faut pas confondre lois de l'évolution, corps et esprit indissociables, et les philosophies évolution-nistes du progrès que l'on retrouve chez les défenseurs du

---

[9] Guillo Dominique. « La France et la théorie de l'évolution. Un créationnisme sécularisé ? » *Le Débat*. Paris : Gallimard, 2013/1, n°173, p. 180-192.

[10] Constans Nicolas. « Science et planète. » *Le Monde*, 22 mai 2015 ; p. 8.

« dessein intelligent ». Lyssenko et Aragon, de 1938 à 1952, soutinrent avec Staline que les caractères acquis par l'action du milieu se transmettaient héréditairement : la science prolétarienne ne pouvait qu'enrichir les générations futures. Les scientifiques partisans du moine Mendel, véritable inquisition, furent pourchassés, combattus, torturés, exilés, exécutés. Les nazis, avec leurs « lebensborn », crèches destinées à fabriquer de purs aryens à partir de pères étalons et de mères reproductrices qualifiées, étaient aussi sur cette ligne.

À l'opposé du XIXème siècle qui impose la conviction d'une séparation radicale entre la matière inorganique et la vie, l'étude actuelle de la biochimie, de la physique des particules, des quantas a conduit au principe général d'évolution appliqué aux chaînes biochimiques et bioénergétiques, aux échanges moléculaires. En 1873, Emil du Bois-Reymond met en évidence la photosynthèse – de l'inorganique à la vie –. En 1928, Haldane fait connaître la théorie de la soupe primordiale. La prescription d'une médication vise à modifier ces chaînes biochimiques et énergétiques communes à toute vie organique : plantes, animaux et donc humains

Des animaux, des hommes et des dieux

Les mythologies, la démonologie, les contes de fées font parler les animaux. Bestialisation de l'humain : les hommes sont affublés d'oripeaux animaux : rapace comme le vautour, courageux comme le lion, malin comme un singe, agile comme la gazelle, rusé comme le renard, laborieux comme la fourmi, tendre comme la biche, lubrique comme une chienne, mémoire d'éléphant, temps de chien. Nos ennemis à exterminer deviennent des vermines, des rats, des poux, des hyènes, des putois puants. Simonide d'Amorgos (VIIème siècle av. J.-C.) : la femme poissarde surgit de la truie, la bavarde du chien, la rusée du renard, la laide du singe. Il existerait une éventuelle analogie entre les visages humains et bestiaux. Le satyre est un singe lubrique ayant figure humaine. Buffon (1707-1788) comme Jefferson (1743-1826), troisième président des USA, pensait que l'accouplement singe-femme pouvait être fructueux. Les animaux et les peluches remplissent les chambres à coucher. Les animaux qui parlent, de Jean de la Fontaine, enseignent les hommes. Nietzsche accumule symboles, métaphores, allégories d'animaux, philosophant à coups de marteau, afin de faire vivre Zarathoustra, le Surhomme, animé d'une inflexible volonté de puissance et ce au-delà des risibles bien et mal. « « Tu dois » dit le Grand Dragon, au nom de valeurs millénaires, « je veux » répond l'esprit du lion, je veux conquérir la liberté dionysiaque, créer de nouvelles valeurs. La voix du lion qui commande ne doit jamais manquer. Les chiens sauvages des passions deviennent oiseaux vertueux. Les corps exultent. Ô instincts ! De quoi l'enfant est donc capable dont ne le fut pas le lion ? L'enfant est « un premier mouvement », un oui « sacré »[11] ». « Je vous ai dit trois métaphores de l'esprit : comment l'esprit devient chameau, le chameau lion et le lion enfin enfant. » Il faut rêver la ville nommée « la vache multicolore. » Nous cherchons un homme vivant authentique, Zarathoustra : demandez conseil à mes animaux, à mon serpent qui s'accroche au cou de l'aigle. Dans animal il y a anima, animus, l'esprit, l'inspiration, le verbe, le souffle, la création.

Les esprits, les démons, l'âme sont la cause de tous les mouvements de la nature, des vivants, hommes, animaux ou objets inanimés : plantes, arbres. Chez les humains, l'âme peut quitter le corps et transmigrer. Questions et réponses apportées par les humains confrontés à la mort, au sommeil ou aux images du miroir. Mais il existe aussi une volonté de dominer les choses par la technique magique et par la sorcellerie. Magie par contiguïté, ressemblance, contagieuse, d'où le tabou. La magie n'a que faire de l'espace et du temps : télépathie, voyance. Ceci repose sur la croyance en la toute-puissance des idées : le contrôle des idées permet le contrôle des choses. Le moteur, ce sont donc les désirs humains, amour et destruction. C'est l'équivalent du narcissisme qui précède le choix des objets. Le moi se prend

[11] Nietzsche Friedrich. *Ainsi parlait Zarathoustra*. Paris : Le livre de poche. Librairie Générale Française ; 1983, p. 41.

comme objet d'amour, se prolonge dans des objets choisis à sa propre image. Le principe de réalité, les lois naturelles ou sociales susceptibles de nous limiter sont écartés. L'animisme, c'est la projection de nos tendances affectives sur l'autre. L'animal choisi par le maître reflète sa personnalité : petit chien, molosse, chat, poisson rouge, perroquet, singe... mais si l'objet choisi vient à manquer, à nous blesser, il devient brutalement mauvais, haï. L'animal choisi narcissiquement devient un poids, il est facilement abandonné pour un autre plus brillant. Du concours du plus bel animal à l'abandon à la SPA.

Pendant longtemps, les hommes ont prêté aux animaux et aux objets extérieurs une vie calquée sur notre vie psychique, sur l'âme humaine. Nos lois, nos coutumes doivent diriger leurs comportements. Pour soigner le bégaiement, il faut faire le tour d'une église avec une poule sous le bras par ressemblance avec le gloussement. La névrose, c'est le monde de la toute-puissance des idées, base de toutes les croyances superstitieuses. Les hommes et les bêtes se chassèrent les uns les autres. Le danger était partout. Le vainqueur, c'était celui qui était capable de deviner l'autre. Ganesh (le dieu hindou le plus vénéré), Horus (dieu égyptien), le Minotaure ont des têtes d'éléphant, de faucon, de taureau. L'appartenance à une communauté nous fournit un ordre du monde sacré, clé en main (religion régulière ou séculière) où le tout l'emporte sur les parties, un système de croyances qui précise ce qu'il en est du sacrifice, offrande de nous-mêmes pour maintenir l'ordre de la communauté, et du sacrilège, ce qui est interdit. Le sale, le mauvais, le désordre est en effet projeté systématiquement sur l'autre, l'ennemi extérieur, les esprits, les démons ou l'ennemi intérieur, le bouc émissaire. Les dieux ont soif. Pour maintenir l'ordre, ils demandent des sacrifices humains ou animaux qui ont valeur d'échange entre eux et les humains. Il faut obtenir leur bienveillance (les rogations dans l'Église catholique), apaiser leur courroux en cas d'offense, de profanation, de faute. Les dieux méritent respect, reconnaissance. L'animal, bouc émissaire, prend peu à peu la place de l'humain pour le sacrifice. Marque de la civilisation, on a sacrifié d'abord les esclaves puis les ennemis, les enfants, et enfin les animaux qui doivent être abattus selon un rituel sacré. Chez les Romains, l'animal doit être abattu d'un seul coup, sans gémissement et il doit tomber du côté droit. Sinon, les signes sont de mauvais augure, l'inspection des viscères par les aruspices peut prévoir le malheur, et la chair normalement partagée entre les dieux et les hommes ne peut être consommée. Dans la Bible, les païens sacrifient pour refouler leur violence mais, après Jésus, on sait que la victime est innocente et que la foule réclame sa mort afin néanmoins d'expulser le mal et de souder la communauté.

Les animaux pensaient, étaient doués de mémoire et ils utilisaient des stratagèmes pour piéger les humains. Les animaux effrayants devenaient des demi-dieux, l'univers était hostile, mais ils obéissaient à une logique déterminée alors que les hommes commençaient à s'interroger.

Il y a moins de deux millions d'années vivait en Afrique Homo habilis dont le cerveau n'atteignait pas les 600 cm^3. Masse musculaire restreinte, pas de cornes, ne crachant point de venin, Homo et ses successeurs ont tout balayé sur leur passage, devenant les plus grands prédateurs. Nous savons, ce jour, que plusieurs types d'humains ont cohabité. Homo ergaster étant sans doute notre ancêtre. Il y a un million d'années, c'est Homo erectus qui aurait régné en Asie. Certains primates ont évolué plus vite que les autres, Homo erectus sur un million d'années, le cerveau passant de 700 à 1 100 cm^3 et se plissant de manière notoire. L'Homo neanderthalensis a vécu 350 000 ans av. J.-C. Il disposait d'un cerveau de 1 500 cm^3, plus gros que le nôtre, il fabriquait des outils, donnait une sépulture à ses morts – beaucoup jugent ce comportement comme une singularité humaine – et pourtant il a disparu. Seuls les Européens et les Asiatiques conservent 1 à 2% de gènes néanderthaliens dans leur patrimoine. Aristote : la matière est animée. Les animaux possèdent une intelligence pratique : la phronesis. Le noûs, l'intellect, c'était le divin dans l'homme. Les plantes n'inspiraient guère de peur car elles ne bougeaient pas. Aujourd'hui, nous savons que les plantes disposent de moyens de communication (voir Karsenti). Si nous voulons savoir ce qu'est l'homme, il nous faut savoir ce qu'est l'animal... Avec Homo sapiens, tout s'accélère. Les plus vieilles tombes humaines ont été retrouvées à Skhul, en Israël. Elles datent de 100 000 ans et elles laissent sous-entendre l'usage de l'abstraction, de l'introspection, d'une réflexion sur le sens de la vie. Humanisation de l'ex-hominidé selon Nancy Huston dans *L'Espèce fabulatrice* : religion, tabous, rituels, généalogie, contes, magie, histoires, imaginaire, fictions. Et donc le logos, ce qui serait l'arme absolue. Modèle de l'homme civilisé : le marchand de tapis qui sait compter. Dans un premier temps, ce n'est pas la nature des productions de pensée qui compte. Ce qui est en question, à analyser, c'est l'être humain pensant entre les dieux et les animaux. J-P. Vernant, à propos de l'homme grec : sa conscience de soi n'est pas réflexive, repli de soi, enfermement intérieur, face-à-face avec sa propre personne, elle est existentielle. L'existence est première par rapport à la conscience d'exister. Ce qui ne manque pas d'évoquer ladite logique de la soupe. Les questions posées concernaient le comment, moins le pourquoi. Mais ensuite le pourquoi inonde la vie.

Selon la Bible, à l'image de Dieu, les hommes et les bêtes ont été créés d'un coup, d'un seul. Les espèces d'aujourd'hui sont identiques à celles du premier jour. **Evolution absente**. Cette vision créationniste du monde est partagée par un quart de l'électorat américain et par cinquante pour cent des populations islamistes. L'homme trône au sommet du vivant. Pour Thomas d'Aquin, l'animal n'a pas la connaissance du bien et du mal, il n'est pas responsable mais en cas de faute avérée, au nom de l'exemplarité, il doit quand même être puni : un cochon pendu au gibet, ça fait réfléchir ! Mais pour Albert le Grand, ce même cochon est une créature de Dieu et si nous définissons l'âme comme un souffle de vie, l'âme de ce cochon retourne à Dieu après sa mort, car le cochon rêve, se souvient, il possède une âme végétative, sensible, intellective. C'est un animal de raison. Il serait perfectible mais ne peut accéder à l'abstraction, ne dispose pas de la substance spirituelle.

L'animal ne peut échapper à la justice universelle, au divin ordre du monde. Les procès doivent avoir lieu. Neuf fois sur dix, il s'agit d'un cochon, pillard de jardin, voleur de nourriture, fainéant, rebelle. Le bœuf homicide doit être lapidé. Les poules pondeuses, le Vendredi Saint, ne sauraient éviter une sanction sévère. Les insectes, rongeurs, vermines qui détruisent les récoltes, les sangsues qui exterminent les poissons subissent, après exorcisme, les foudres de l'excommunication. Quant aux animaux qui se prêtent, avec une confondante complaisance, à des rapports sexuels avec leurs frères humains, sorcellerie, hérésie, ils doivent être brûlés. Et si le coupable est absent, c'est un congénère qui doit payer. Au minimum, un mannequin. Puissance de la pensée magique. Rassurons-nous, ça se passait il y a bien longtemps, au Moyen Âge, entre le Vème et le XVème siècle !

Descartes (1596-1650) : les bêtes font des choses mieux que nous, mécaniquement, comme le pendule, mais ont-elles une âme, elles qui, encore une fois, sont dépourvues de langage, d'imagination et qui ne décollent pas de ce que leur espèce leur impose ? Les huîtres ont-elles une âme ? Leibniz : nous sommes des automates dans les trois quarts de nos actes. Pascal : l'homme n'est ni ange, ni bête, mais qui fait l'ange fait la bête. D'ailleurs les Indiens, les Noirs, les Femmes ont-ils, eux aussi, une âme ? Descartes, tout à sa mécanique, ne pouvait que domicilier corporellement l'âme. Il invoqua donc une glande pinéale et des esprits animaux, ce qui ne constituait pas des nouveautés conceptuelles. **Francis Bacon** (1561-1626) les avait déjà évoqués, qui distinguait esprits corporels, esprits vitaux et esprits animaux. Mais il ne s'agit pas d'instinct, il s'agit vraiment de petits êtres très ténus, très subtils, d'homoncules, toujours en mouvement, qui constituent la vie animale. Pour Bacon, les choses de la nature ont un esprit recouvert par des parties dures et grossières. Cet esprit est un corps invisible, naturel. De nature pneumatique, vides mais actifs, existant en nombre d'autant plus important que les zones où ils agissent sont plus sensibles. Ils tendent à se multiplier et à s'envoler pour se réunir avec leurs congénères. Ces esprits corporels affichent des qualités différentes. L'esprit veut s'échapper du corps de la chose et du coup celle-ci se déshydrate, diminue de poids, se dessèche. Les esprits dégagent certaines vapeurs et exhalations, réduisent les corps en poussière après contraction. Les esprits n'exercent donc sur les corps qui les emprisonnent qu'une action négative. C'est une lutte incessante. Ce n'est pas une entéléchie, un état de parfait accomplissement de l'être. Le langage populaire garde des traces de cette problématique : les alcools forts, énergiques, sont appelés spiritueux. Le vivant est d'abord animé, inanimé ensuite. La matière organique serait détruite par les esprits mortuaires s'ils n'étaient pas contrebalancés par des esprits vitaux à la fois délicats comme l'air et puissants comme la flamme, plus légers que les esprits minéraux. Les fonctions végétatives dépendant des esprits vitaux, il convient de les nourrir avec sobriété, de les entretenir, ni trop chauds, ni trop froids. Les esprits animaux sont identiques aux vitaux mais ils logent dans le cerveau : ils impriment le mouvement. Leur but n'est pas d'entretenir les organes pour rendre la vie possible, leur but est de commander les diverses fonctions au moment voulu.

Les esprits animaux selon Descartes. La psychologie de Descartes néglige, comme chacun sait, la vie sensible, végétative pour se concentrer sur le culmen humain : la pensée, à laquelle tous les faits de conscience doivent se soumettre. Seul l'homme pense, connaît, imagine, ressent. Toutes les fonctions sont automatiques, l'âme est reléguée dans une glande pinéale en communication avec les organes au moyen des esprits animaux qui reçoivent les informations. Le cadavre n'est qu'une montre déréglée. À la différence de Bacon pour qui les esprits animaux sont identifiés à l'âme sensitive, chez Descartes ils restent totalement mécaniques même s'ils sont toujours ténus, légers, subtils. Une chaleur vive provenant du cœur dépose le sang le plus pur dans le cerveau, mais les mouvements du cœur dépendent des esprits animaux. La cause première nous serait donnée par le premier homme. Tout changement dans la glande pinéale, siège de l'imagination et du mouvement, se répand dans les tubes nerveux – esprits animaux. Mais les lois de la matière et de la pensée sont identiques. L'homme c'est le corps-machine plus âme-conscience. Le pragmatisme anglo-saxon, à l'inverse de Descartes, insiste sur le fait que toutes les connaissances, tous les raisonnements ne proviennent pas de la pensée mais de l'expérience. C'est la perception qui crée notre âme.

La nature n'est pas animée, il n'existe aucune force occulte, aucune réalité invisible, le monde est sans âme, sans vie, sans force. Il est désenchanté. L'univers n'est pas, contrairement à l'enseignement d'Aristote, un grand vivant. Pascal : le silence éternel des espaces infinis m'effraie. L'animal fait partie de la nature, il ne suit pas la Raison, c'est un automate comme le canard digérateur de Vaucanson de 1738, capable de métaboliser des grains de céréale, ancêtre du robot. N'ayant pas, à priori, d'âme, il ne saurait connaître la souffrance, c'est un bien meuble, entièrement disponible, comme l'esclave. Pourquoi serait-il puni puisqu'il ne connaît pas le péché ? Florence Burgat : l'animalité[12] ne serait qu'un concept qui dit la spécificité de l'homme, qui affirme une démarcation nette avec l'animal toujours manquant.

Le cerveau humain a beaucoup grossi, s'est plissé, a bénéficié de quelques mutations sur le gène FOXP2 qui ont permis à l'homme de parler (mutations hasardeuses, rappelons-le). Il prie magiquement afin de dominer la nature, il s'interroge sur la mort. Les hommes se réunirent, se mirent à douter, au contraire des animaux, bruts de décoffrage.

Manque d'entendement pour Descartes, de liberté pour Kant : l'animal ne saurait connaître la pensée élargie, la décentration (Piaget). Il ne pourrait s'arracher à soi, à son égoïsme naturel, à ses instincts, à sa culture. Prisonnier de ses appartenances, le bonobo restera un bonobo toute sa vie. Tomasello[13] : l'animal est incapable de se mettre à la place de l'autre, il ignore la honte, la pudeur, la perversion. Il ne

---

[12] Burgat Florence « Animalité. » *Dictionnaire de la philosophie*. Paris : Encyclopaedia Universalis ; 2006, p. 130.

[13] Tomasello Michael, cité par Ferry Luc. « Animalité et humanité. » *Dictionnaire amoureux de la philosophie*. Paris :Plon ; 2018, p. 69-82.

partage pas connaissances et expériences. N'ayant pas le sens de l'abstraction, de la sublimation, il ne peut être considéré comme responsable. Kant redoutait qu'une trop grande attention accordée aux animaux nous écarte de l'entendement.

Depuis Darwin, nous savons qu'il existe un continuum entre l'homme et l'animal. Les humains sont des mammifères comme les autres, peut-être un peu plus évolués. La Raison et le Droit ne sont pas tout. Les capacités cognitives justifient-elles toutes les hiérarchies ? La sensibilité, la souffrance communes s'enracinent dans le fonctionnement biologique. À la suite de Rousseau, Schopenhauer fonde l'éthique, la morale sur la pitié. Inutile de recourir à l'abstraction, à la représentation, à la métaphysique, elle permet une appréhension globale des êtres souffrants qui sont tous des êtres sensibles. Georges Leroy, dans son article « Lettre aux animaux » (1789) dans *L'Encyclopédie* de Diderot et d'Alembert, affirme que l'animal est perfectible, qu'il peut se dégager de son instinct.

Mais l'homme détaché de la nature, de ses instincts, de ses traditions, de sa culture, l'homme des Lumières se questionne sur la mort, le bien, le mal, le beau ! Il est capable d'attention partagée et même de mentir si besoin, ce qui rend la vie sociale possible. L'homme tiendrait compte du regard, du point de vue de l'autre. Ethique et esthétique. Sartre : il n'existe pas de nature humaine, l'homme est obligé d'être libre et les hommes libres se lient par contrat social. Mais que penser de Kant pour qui la sexualité est de nature animale, la partie charnelle concernée de l'être humain n'« est qu'une souillure de soi-même dans la volupté » ? La morale n'est-elle liée qu'à la faculté raisonnante ? Pour l'école de la Raison, l'utilitarisme ne suffit pas. Il lui est reproché de ne pas se préoccuper de l'intérêt collectif mais beaucoup trop du bonheur individuel, source de pathologies narcissiques. Pour elle, le langage, l'histoire, la conscience sont des valeurs exclusives de l'homme.

Pourtant, s'imposeraient deux principes antérieurs à la Raison, équivalents d'un Droit primitif ; chacun a intérêt à conserver sa vie et nous répugnons à voir souffrir ou périr un être sensible qui nous ressemble. Communauté de pensée avec les philosophies orientales qui interdisent abattage, élevage des animaux pour nous nourrir.

Dans la nature, un quart des animaux sont des humains, quasi les trois autres quarts sont des animaux d'élevage. Un petit pourcentage concerne les animaux sauvages. Ces animaux ont le même fonctionnement physiologique et génétique que nous. Les mêmes expressions faciales expriment les mêmes émotions. Le langage du corps est notre tribut à l'animalité. Raison et émotion sont toutes deux le fruit de l'évolution que nous ne pouvons que référer à l'activité cérébrale. Cela concerne l'amygdale du lobe temporal que la peur convoque intensément, reliée à l'hippocampe qui joue un grand rôle dans la mémoire des émotions, à l'hypothalamus, véritable hub entre le système endocrinien et le système nerveux : transpiration, rythme cardiaque, pupilles dilatées, le thalamus qui filtre les informations en provenance des sens, le cervelet qui rythme la force, la cohésion de nos mouvements, le cortex qui intervient d'autant que les facteurs culturels et sociaux prédominent : jalousie, sentiments. Le circuit de Papez (1937) qui contrôle les émotions inclurait ainsi cingulum, hypothalamus, hippocampe, noyaux thalamiques antérieurs, fornix. Joseph Ledoux, de nos jours, a montré qu'un même stimulus émotionnel emprunte deux voies différentes : la première, rapide, peu spécifique, part du thalamus vers l'amygdale, l'autre, plus lente, implique le cortex cérébral, responsable de l'intelligence émotionnelle et influence donc le rationnel. Frans de Waal raconte dans *La dernière étreinte. Le monde fabuleux des émotions animales... et ce qu'il révèle de nous*, la dernière rencontre, pleine d'empathie, entre Mama, une femelle chimpanzé mourante et Jan van Hooff, éthologue. Ils se connaissaient depuis quarante ans. La vidéo de cette scène a été vue par cent millions de personnes. Mama a en effet reconnu cet homme et, avant de mourir, lui a souri. Avons-nous, se demande de Waal, le droit de continuer à traiter les animaux comme nous le faisons ? L'humanisme métaphysique ne serait qu'une construction idéologique qui a besoin de clivage et de discrimination. Heidegger disait que les animaux ne savaient pas rire.

De Waal[14], *La dernière étreinte* : nous voulons croire que nos choix sont guidés par la raison, les informations que nous recevons des faits, mais nous sommes toujours sous l'influence de nos émotions. Vous chatouillez un chimpanzé ou un rat comme un enfant, il se rapproche pour que vous continuiez, avec une attitude entre crainte et plaisir. Ces cris, halètements rythmés typiques du rire, ne sont pas une innovation humaine. Nous ne rions pas toujours parce que la chose est drôle en soi mais parce que le contexte social, spontané, s'avère contagieux pour signifier notre bien-être, notre complicité. Ce rire mimétique n'est pas spécifique aux humains. Il s'observe chez les orangs-outans, les perroquets. Lorsque ces oiseaux entendent certaines vocalisations qui évoquent le rire, ils les répètent, deviennent joyeux, se mettent à faire des acrobaties. Chez les animaux sociaux rien ne se transmet aussi facilement que le rire ou le jeu. Nos émotions sont essentielles pour la survie, comme le combat ou la fuite. Nous avons fait venir du bétail et nous avons vu des êtres qui souffraient et qui avaient peur.

---

[14] De Waal Frans. *La dernière étreinte*. Paris : Les liens qui libèrent ; 2018.

Nous le savons, il n'existe pas de progrès linéaire depuis l'amibe jusqu'à l'homme. Stanislas Dehaene[15] : nous parlons d'intelligence dès qu'il existe une adaptation. Chaque espèce possède son intelligence. Accord de Dehaene avec Darwin pour constater qu'une huître détecte dans son milieu ce qui peut la nourrir, puise des informations, se rétracte en cas de danger. C'est une forme de calcul. Un cerveau n'est même pas nécessaire pour recueillir des informations, il suffit d'un équipement chimique, moléculaire. Le nombre de neurones peut être très restreint. La pieuvre n'a pas de cerveau centralisé mais des ganglions distribués et surtout des yeux très sensibles. L'intelligence adaptative passe par leurs dendrites et surtout par l'axone qui peut mesurer plusieurs mètres et diriger ainsi l'information vers le centre de traitement. L'important ce sont les calculs, par inférence, probabilistes sur l'état du monde extérieur. L'œil, les organes des sens permettent le passage d'une information purement chimique à une représentation d'objets même lointains. Nouvelle forme d'intelligence qui nécessite un cerveau qui interprète, support d'un monde mental qui élabore un plan. Début de l'abstraction. Il existe des facultés automatiques et inconscientes du cerveau avant tout apprentissage. La souris possède une sorte de carte cérébrale virtuelle de son environnement, un véritable GPS qui lui permet de savoir, à chaque instant, où elle est. L'exploration mentale réduit bien évidemment les risques, permet une diminution de la dépense énergétique, l'intégration de nombreux paramètres. Puis apparaît la notion de valeur, de jugement : le bon, le mauvais, le désir, la peur du danger. Les choses se qualifient, se met en place une intelligence émotionnelle, non consciente. L'architecture neuronale se modifie, un système nerveux central s'affirme d'où une conscience qui existe bien avant

---

[15] Dehaene Stanislas, Le Cun Yann, Girardon Jacques. *La plus belle histoire de l'intelligence.* Paris : Robert Laffont, 2018.

l'apparition de l'humain (voir Ameisen). À l'œuvre, un véritable travail mental.

Problème posé à l'éléphant. Faut-il quitter l'endroit où il se trouve et où il reste encore un peu d'eau ou aller beaucoup plus loin afin de trouver un autre point d'eau plus avantageux ? « L'éléphant observe donc son environnement, renifle, évalue, voit ce qu'exprime l'attitude de ses congénères. Puis sa mémoire lui rappelle que dans la carte du monde virtuelle qu'il a en tête, il existe un certain nombre de points d'eau potentiels. À ce moment-là on voit l'éléphant prendre une décision et s'y tenir pendant la journée entière, afin de parcourir en ligne droite les trente kilomètres menant au point d'eau[16]. » Il fait un pari raisonné, calculé consciemment. La carte cérébrale existe avant la naissance.

Toute information coincée dans un système fermé reste inconsciente, tout dépend de l'espace de travail demandé. Une compétence numérique existe chez tous les animaux, ce qui permet des comportements collectifs : l'intelligence émerge d'individus qui se regardent les uns les autres. Un poisson est sensible au nombre et à l'orientation des poissons qui l'entourent. Il s'oriente comme le voisin. Notons qu'il y a des centaines de millions d'années, chaque neurone était un individu autonome, peu à peu l'agglomérat de neurones est devenu cerveau. Au cours du troisième mois de grossesse, les neurones excitateurs naissent au niveau des ventricules cérébraux, s'accrochent à la glie myéline et rampent jusqu'au cortex, contrebalancés par les neurones inhibiteurs qui, eux aussi, arrivent au cortex. Colonie de cellules vivant plus ou moins en harmonie, la mémoire, par exemple, utilise différents circuits neuronaux. Les niches cognitives sont différentes selon les espèces mais les primates ont une meilleure capacité de représentation du monde extérieur. Ils sont de plus en plus probabilistes. La capacité de se représenter le monde extérieur caractérise l'esprit. Que penser

---

[16] Dehaene Stanislas, Le Cun Yann, Girardon Jacques. *Ibid.* p. 48-49.

de ce que les autres sont censés penser et de ce qu'ils pensent de ce que je suis censé penser ? Cette complexification de la théorie de l'esprit serait à l'origine de la singularité humaine. Position de Marx. Nous pourrions même, à la rigueur, parler de développement de cerveau social (cortex frontal antérieur et jonction tempo-pariétale droite). Une version primitive de ce cerveau social existe chez le singe mais quarante fois moins que chez l'homme. Les grands singes ne sont pas capables de réaliser qu'un autre individu ait des pensées radicalement différentes des leurs, ne construisent pas d'hypothèses. Mais la domestication d'animaux a conduit à la sélection d'espèces plus intelligentes sur le plan social, espèces sans doute sélectionnées en raison de leur sensibilité plus grande, semblable à celle des humains et capables d'apprendre. Conséquences de la différence de taille des cerveaux et de l'expansion des aires du langage ou du cerveau social. Les primates ont eux aussi un rang social, une hiérarchie, une reconnaissance de la différence des autres, mais limitée à trente, cinquante individus... L'homme fabrique des outils qu'il conserve : ça peut lui resservir. Ce que ne feraient pas les animaux, sauf le corbeau. La manipulation des outils prolonge la compréhension, la représentation du monde physique traduit la volonté de le dominer au cours d'une longue histoire évolutive. Les langages, graphique, parlé, musical, mathématique, des signes gestuels semblables à la langue des sourds, datent de 300 000, 400 000 ans avant J.-C. « Mon hypothèse est que cela s'est passé dans cet ordre : en premier, c'est ma capacité de représentation mentale qui a augmenté. Je dispose alors d'informations nouvelles que j'ai acquises, d'inférences que j'ai pu faire, et il devient très utile – une nouvelle pression de la sélection naturelle s'applique – de les partager avec les autres[17]. » Ce qui a poussé l'homme à communiquer, c'est le besoin de communiquer, de se lier contre les prédateurs, de

[17] Dehaene Stanislas, Le Cun Yann, Girardon Jacques. *Ibid.* p. 74-75.

rendre la chasse plus efficace. Les impératifs ont entraîné la création d'autres langages différenciés chez d'autres espèces en proie à la prédation, utiles à la collectivité. Mais la caractéristique du langage humain, à laquelle a participé la mutation du gène FOXP2, c'est sa capacité de combinaison combinatoire (26 lettres de l'alphabet et 36 phonèmes), de former des millions de mots. Le lexique des chiens peut atteindre des centaines de mots mais ce qui leur manque « c'est la syntaxe, cet arrangement des mots les uns par rapport aux autres dans un ordre bien précis, avec une structure organisée qui fait sens [...] On n'a jamais pu montrer que les animaux étaient capables d'utiliser l'ordre des mots en les combinant différemment pour en modifier le sens. Au mieux ils disposent d'un "sac de mots[18] ". » Toutes les langues, grammaires humaines obéissent au même patron. Au-delà des différences, comme l'assène Chomsky, l'esprit humain est contraint génétiquement. Et spécificité humaine, la prématurité, la néoténie qui démontre à quel point la période de la petite enfance est essentielle à la construction du cerveau.

L'intelligence, cette capacité de s'adapter au monde extérieur commune à tous les animaux, résulte de facteurs génétiques venus du fond des âges et d'une fraction de données laissées à l'apprentissage. À la naissance, le bébé possède des idées très abstraites sur ce qu'il va rencontrer : distinction entre le visuel et l'auditif, carte de son corps, notion de nombre, de groupes d'objets, de la rigidité des objets, du sens des probabilités. Il fait des expériences à partir de ces axiomes. À partir du circuit de la dopamine, de la récompense, il manifeste de la curiosité. Apprendre consiste donc à augmenter ou à diminuer la force des interactions entre les neurones dans le cerveau, à créer des liens entre les informations.

---

[18] Dehaene Stanislas, Le Cun Yann, Girardon Jacques. *Ibid.* p. 79.

Les êtres humains sont des êtres vivants parmi d'autres vivants. L'homme n'est pas une exception, il ne peut se définir par une dimension ontologique singulière, il n'est pas un élu parmi les vivants. Peut-on nier la dépendance radicale du social et du culturel par rapport au biologique ? J-M. Schaeffer, l'auteur de *La fin de l'exception humaine*[19] : pour qu'il y ait de la culture, il faut qu'il y ait de la vie. Pas de vie, pas de culture. Mais toute vie est vouée à la mort, la culture peut-elle survivre à la mort des individus ? Il faut donc que les individus se reproduisent. La culture ne peut être une émancipation à l'égard du vivant, elle en est une modernité, spécifique et irréductible. Le temps historique, social, culturel n'est qu'une forme du temps biologique de l'humanité. Pourtant on laisse sous-entendre qu'il existe des catégories hiérarchiques à l'intérieur de l'humain : l'homme, l'esprit, la culture seraient irréductibles à l'animal. Certes, on concèdera que l'homme comme le singe est bipède, qu'il utilise ses deux mains, possède un langage, est dépositaire de représentations visio-gestuelles mais finalement il ne serait pas un singe. Il existerait, selon Schaeffer, un dualisme ontologique : la réalité matérielle d'un côté, la spirituelle de l'autre d'où des clivages voulus irréductibles corps/âme, nature/culture, instinct/civilisation, affectivité/cognitivité, le dur de la chose/la représentation, le besoin/le désir. L'animalité tirerait l'homme vers le bas.

La question, l'homme est-il un animal comme les autres ? s'articule autour de thèmes comme choix, libre-arbitre, raison, création, adoption, conscience. Selon Nancy Huston, dans *L'espèce fabulatrice*[20], pour les humains il y a des faits « mais il nous est impossible d'appréhender et de

---

[19] Schaeffer Jean-Marie. « Pour la connaissance de l'homme. » *Le Débat*. Paris : Gallimard, novembre-décembre 2008 ; n°152, p.153-154.

[20] Huston Nancy. *L'espèce fabulatrice*. Arles : Actes Sud, Babel ; 2008.

relater les faits sans les interpréter[21]. » « Chez les humains, aucune vérité n'est donnée. Toutes sont construites[22]. » « Les humains interprètent tout [...], si j'ai un problème, c'est que quelqu'un m'a voulu du mal[23]. » Animisme et narcissisme. « La paranoïa, maladie de la surinterprétation est la maladie congénitale de notre espèce[24]. » D'évidence, constate-t-elle, il n'existe pas de paranoïa chez les animaux. À la guerre, l'homme *joue* son animalité, sa « sauvagerie », les animaux, eux, n'en ont pas besoin. Aucun animal ne fait le mal pour le mal, ni le bien du reste. Haut et fort, Huston affirme que la signature de la condition humaine, c'est la fiction... « La spécificité de notre espèce c'est qu'elle passe sa vie à jouer sa vie[25]. » Les chimpanzés ne se content pas fleurette, ne se préoccupent même pas de savoir qui est leur père. Les animaux n'écrivent pas de roman, ne narrent pas leurs histoires, n'éprouvent pas le besoin de s'isoler, de rompre un moment tout lien affectif, social, afin de lire, de pouvoir s'identifier, parfois difficilement, à un Autre radicalement différent de nous, contrairement au cinéma, au théâtre, à l'opéra qui convoquent des émotions collectives. Le roman, comme l'érotisme, secoue nos identités figées.

Les animaux ne sont pas traités par les religions orientales comme par les religions monothéistes.

La première religion orientale, la plus ancienne, c'est le védisme, le sanskrit qui s'étend sur dix siècles, du XVIIIème au VIIIème siècle av. J.-C., à l'origine du brahmanisme, de moins 600 à moins 100 av. J.-C. et de l'hindouisme. Le

---

21 Huston Nancy. *Ibid.* p. 89.
22 Huston Nancy. *Ibid.* p. 33.
23 Huston Nancy. *Ibid.* p. 84.
24 Huston Nancy. *Ibid.* p. 83.
25 Huston Nancy. *Ibid.* p. 158.

brahmane, à travers ses prières, affirme une énergie universelle, un absolu impersonnel que certains ont comparé, dans le fond, à l'inconscient. Le Véda est une connaissance révélée, d'origine sacrée, transmise oralement de brahmane à brahmane. Les traditions sont proches de l'animisme. Le sacrifice animal existe dans le védisme. La vache est immolée, cuite et mangée de manière rituelle, religieuse. Ceci tend à disparaître au profit d'une intériorisation du sentiment religieux. Comme pour le christianisme, au début, le respect et la pratique de rituels religieux l'emportaient, puis les sentiments de culpabilité, de respect des commandements de Dieu et de l'Eglise sont intériorisés. La religion ritualisée devient une religion intériorisée. Ce sont désormais la bonne conduite, les comportements qui comptent.

La multiplicité des dieux védiques est remplacée par la triade bouddhiste : Brahma le créateur, Vishnou le stabilisateur et Shiva le destructeur. Le Bouddha est un avatar de Vishnou, venu sur terre pour abolir les sacrifices sanglants. Le concept de non-violence, l'Ahimsa, apparaît pour la première fois dans les Upanishad (IIIème, IVème siècle av. J.-C.), corpus de textes religieux sanskrits qui sont à la fois hindous et bouddhistes. Il y a concomitance temporelle entre l'hindouisme et le bouddhisme.

Il existe huit princeps bouddhistes dont l'un énonce de manière explicite qu'il ne faut détruire aucune vie. La religion condamne les sacrifices sanglants. Aucune faute ne saurait être rachetée par un sacrifice animal. Ce qui n'était pas le cas dans la religion védique la plus ancienne. Mais le bouddhisme est un peu ambivalent par rapport à la carnation. Ce qui est absolument interdit, c'est la mise à mort d'un animal pour le manger. Promotion du végétarisme : la consommation de la viande et du poisson est à proscrire. Les vaches sont sacrées. Au-delà de la religion, dans la vie quotidienne, les animaux ne doivent pas être mis à mort.

Œuvre laissée aux impurs, aux musulmans. L'interdiction concerne l'abattage, la chasse.

La prohibition quant à la consommation de viande et la tuerie des animaux s'explique par la croyance en la transmigration des âmes. Les âmes ont des existences successives, ce qui réduit totalement la distance entre les animaux et les humains. Un homme peut renaître en animal et un animal peut renaître en homme. Le karman, c'est l'ensemble des actes accomplis durant la vie. Il y a un jugement, vous êtes condamnés à vous réincarner ou pas. Mais l'homme cherche à se libérer du cycle des naissances et la non-violence est une des actions visant ce but. La non-violence contribue aux offrandes végétales et non plus animales.

La troisième religion indienne, c'est le jinisme (jaïnisme), à la même période, VIIIème, VIème siècle avant J.-C. Les travaux actuels ont tendance à montrer que le jinisme est une religion indépendante du bouddhisme. Elles sont apparues en même temps, mais l'une ne découle pas de l'autre. Dans le jinisme, ce sont essentiellement les vœux moraux qui comptent, ce qui accentue la non-ritualisation des comportements. L'un des principes moraux essentiels du jinisme, c'est de ne pas nuire au vivant. Dans le jinisme il n'y a aucune tolérance vis-à-vis de la carnation. Végétarisme rigoureux. Gujura, roi de l'Inde, a tenté d'imposer strictement le jinisme. Le principal personnage du jinisme c'est Gandhi qui fait une place centrale à la non-violence, intégrée dans la religion et qui s'étend aux animaux. Gandhi a proposé une réforme de l'élevage, une interdiction de l'abattage des animaux... pour qu'ils meurent naturellement.

M Le magazine du Monde[26] du 6 avril 2019 : les nationalistes hindous sont au pouvoir dans l'état de l'Uttar Pradesh. Il est interdit d'abattre les vaches qui, du coup, déambulent en ville et dans les champs. Les agriculteurs excédés chassent élèves et instituteurs d'une école

[26] Bouissou Julien. *M Le magazine du Monde,* 6 avril 2019 ; p. 40.

primaire pour y enfermer le bétail. Les policiers, eux-mêmes, veillent sur leurs propres vaches car ils doivent, chacun, en adopter une pour montrer l'exemple. Il faut donc construire des maisons de retraite pour vaches et humains car, déclare un ministre du développement : « Les humains sont comme les vaches, avec l'âge ils ne sont plus d'aucune utilité et on les force à partir de chez eux. » Mais il paraîtrait que l'urine des vaches, et à tout âge, aurait des vertus médicinales, curatives...

Histoires d'animaux

Selon Michel Pastoureau, dans *Le roi tué par un cochon*[27], fait réel qui s'est déroulé le 13 octobre 1131, les trois animaux les plus proches de l'homme sont l'ours, le singe et le cochon. L'homme, ayant été créé à l'image de Dieu, le singe décidément tout laid ne saurait donc être que l'expression du diable, même si pour Aristote, ce singe est l'animal le plus proche de l'homme, il fait seulement semblant de ressembler à l'homme, il simule. Le simiesque triche et trompe et l'homme sait faire le singe. L'ours lui se tient debout, il regarde le ciel, apparemment lourd il se montre agile pour cueillir les baies et il devient prédateur pour se satisfaire du miel des abeilles. Comme l'homme, il est omnivore. Il se prête à des rituels de déguisement, l'homme fait l'ours. Mais c'est le cochon qui est le plus proche de l'homme. Les médecins antiques de l'Egypte, grecs, arabes, de l'Occident médiéval ont constaté de toujours que l'organisation interne du porc était semblable à celle de l'homme. Les écoles de médecine, avant de pouvoir disséquer les corps des condamnés fraîchement exécutés, opéraient sur

[27] Pastoureau Michel. *Le roi tué par un cochon*. Paris : Le Seuil, 2015.

les truies et les verrats. Biologiquement, effectivement, le porc est proche de l'homme. Il entre d'ailleurs dans la composition de multiples médicaments et pendant quelques heures une truie peut être porteuse d'un embryon humain. En chirurgie, le cœur et le foie du porc sont beaucoup utilisés. Et il paraîtrait que la chair du porc aurait la même saveur que la chair humaine, fumet d'anthropophagie. D'ailleurs, l'homme a souvent un caractère de cochon, il a une tête de cochon, il se vêt comme un cochon et se saoule comme un cochon.

Dans *L'Odyssée*, les compagnons d'Ulysse sont transformés en pourceaux par la magicienne Circé. Ulysse veut retrouver ses compagnons. En chemin, il rencontre Hermès qui le met en garde contre Circé qui lui fera boire un sortilège, le touchera de sa baguette afin de le transformer en cochon. Hermès fournit herbes magiques et conseils à Ulysse. Après avoir bu, il devra se jeter sur elle comme pour la tuer. Circé, étonnée par la résistance de cet homme lui proposera de coucher avec elle et il devra accepter car elle possède le pouvoir de faire revivre ses compagnons sous forme humaine, leur permettant d'échapper à l'opprobre suprême : vivre en cochon. Il doit donc imposer sa ruse, sa force, et il lui faut contenter sexuellement cette femme afin de tout obtenir d'elle. Le cochon, c'est cet animal qui symbolise la voracité, la saleté, car il se vautre dans la fange, mange ordures et même ses excréments. Dans le livre II de *République*, Platon oppose la cité idéale à construire et la cité des porcs. Dans *Le Gorgias*, il assène que l'homme doit choisir, philosopher ou vivre comme un porc. La Loi mosaïque interdit la consommation de porc mais le tabou s'étend à son cuir, aux sandales, ceintures, souliers en peau de porc, à son lait, ses sécrétions et jusqu'à son nom, il est nommé par certain rabbins « l'autre chose ». Il est facile d'invoquer, pour expliquer ce tabou alimentaire, le risque, en pays chaud, de transmission de parasites et maladies diverses. Mais en Indochine, pays aussi chaud, on mange du porc.

Chez les Hébreux, les interdits alimentaires portent principalement sur le cochon mais ils existent aussi pour d'autres animaux. Les nomades s'affairent autour des moutons, chèvres, chameaux alors que le cochon concerne les sédentaires. Ce jour, en Israël, l'élevage du porc est largement proscrit. Peut-être a-t-il été autrefois totémisé ? Les Cananéens, peuple qui occupait la Palestine avant les Hébreux, sacralisaient le porc qui servait à des sacrifices idolâtres. Avec les Hébreux, ce porc serait donc tabou.

Le porc est tout aussi tabou dans le monde islamique. Le végétal était préféré à la carnation. En fait le tabou porte sur le sang. L'animal doit être égorgé et saigné. Comme chez les Juifs, le tabou s'étend au-delà de l'interdit alimentaire.

Dans l'Ancien et le Nouveau Testament, porcher est la pire des professions. Jésus chasse les démons qui avaient pris possession du corps d'un homme, vivant nu au milieu des tombes, et les fait entrer dans un troupeau de porcs qui se suicide en se jetant du haut de la montagne. Au Moyen Âge il existait une quasi-équivalence entre Juif et porc. Les enfants juifs étaient représentés tétant une truie. Le porc symbolise, comme nous l'avons dit, le sale, la gloutonnerie, la colère, la luxure. L'homme relaps retourne à son vice comme le porc dans son fumier. Impur, c'est une gueule ouverte, désespérément tournée vers le sol, vers l'enfer. Il subit le même ostracisme que les autres animaux omnivores : le corbeau, le vautour, le renard, l'ours. Le cochon, peint par Jérôme Bosch, est le modèle du vice humain. Il se roule dans la boue or Dieu est lumière, il est donc condamné au même titre que les animaux nocturnes : crapaud, chouette, chat. Les deux organes des sens privilégiés par le cochon : l'odorat et le toucher sont les plus vils. Si une femme lubrique est qualifiée de chienne ou de truie, il n'en demeure pas moins que les femmes et les hommes font volontiers des cochonneries et qu'il est souhaitable pour certain(e)s que truies et porcs s'importunent mutuellement. Seul saint Antoine, à l'origine de communautés cénobites et du monachisme, les antonins, capables de soigner le feu de Saint-Antoine, l'épilepsie, qui a résisté à de multiples tentations : femmes nues, animaux sauvages, dispose d'un cochon comme compagnon fidèle.

La chair du cochon devient la viande la plus appréciée. Le vol de jambon est grave et le boucher est un voleur. Le porc devient la mesure de valeur d'une forêt, elle se juge au nombre de porcs qui peut s'y nourrir. Mais le cochon reste ce qu'il est. Il dévaste les sols, déambule en ville, déterre même des cadavres pour se nourrir. Il faut clôturer les cimetières et condamner le cochon coupable.

Le procès du cochon, d'Oscar Coop-Phane[28], nous conte dans une langue ciselée et précise, de bonne facture, les conséquences sur la vie d'une communauté villageoise de l'assassinat d'un nourrisson par un cochon qui lui a dévoré joues, épaule... La mort s'en est suivie. Le coupable est rapidement découvert, les gencives encore sanguinolentes. Entravé, battu, échappant de peu au lynchage vengeur de la population, il reste silencieux. Les élites institutionnelles humaines, l'ordre social symbolique exigent qu'il y ait procès. C'est la marque des progrès de la civilisation : le cochon est un homme comme les autres, il a droit à un procès juste et équitable, même s'il a commis le Mal qu'il a librement choisi. C'est l'œuvre du Diable, du Malin. Le dogme dit que c'est le Malin qui s'est logé dans le corps et l'âme déchus du cochon ; c'est lui le vrai coupable, qui possède les religieuses de Loudun, fornique avec les femmes sorcières et vicie les corps porcins des ecclésiastiques pédophiles.

Il faut apaiser les douleurs de la famille, de toutes et tous, susceptibles d'engendrer du désordre. Et il y aura foule à ce procès qui doit être digne et marquer les esprits ! Coop-

---

[28] Coop-Phane Oscar. *Le procès du cochon*. Paris : Grasset ; 2019.

Phane décrit, en virtuose de la chose judiciaire, comment les détenus sont traités dans la prison par des gardiens normalement sadiques. Prison qui abrite d'ailleurs Pierre qui a égorgé sa mère, sa sœur et son frère, tout occupé à écrire ses mémoires. Le cochon est vraiment dégueulasse, il chie partout, il pue, il doit être isolé. Et il n'explique toujours rien, il n'exprime aucun remords !

Une certaine cruauté de l'auteur dans la description de la famille endeuillée : la sœur pas ragoûtante que les autres enfants cesseront peut-être, momentanément, de harceler à l'école ; la mère, rabat-joie, dévouée et à qui ce malheur permet d'accéder, ce qui n'est pas négligeable, à une place privilégiée dans l'église ; le père, entretenu, pseudo-artiste, grande goule qui peut dégoiser tout son saoul et qui a déjà calculé que l'enfant disparu, son atelier en sera agrandi,« sous ses joues, la bave doit couler fort. » Chacun sa place, le curé Paul curaille, le flic, Stéphane Lapostrof, l'enquêteur, est normalement alcoolique, pas trop, « l'autopsieur » s'appelle Richard et Hector Barbin est l'avocat du cochon, bon plaideur d'ailleurs... Saint Foucault priez pour nous et surtout pour le cochon.

Lapostrof : « Quand rien n'est obscur, inutile de faire la lumière. » Bernard Lavidier, le directeur de la prison : « Il (le cochon) n'est pas digne de la société des hommes, pas même de celle des prisonniers. » « Jamais vu des yeux aussi vides. » Edmond Ternier, l'avocat des parents : « Sauvez vos fils, sauvez vos frères et vos cousins. La bête doit mourir comme elle a tué. » Richard, l'expert : « On incarne la justice, la droiture. Une pièce nécessaire au rouage. » Et heureusement que la société dispose d'un vrai bourreau, normalement consciencieux, les outils de torture bien clairs, rangés. Pas d'état d'âme, il suit les ordres du magistrat qui précise le degré de souffrance à infliger. Les outils, « il aime leurs noms aussi, secs et définitifs : rabot, butteur, déchaussoir, biseau, bec-de-corbeau et chasse-goupille. Davier, gouge, rénette et racloir. » « Les lames, les pitons et les picots brillent au soleil et renvoient des éclairs aux yeux comme des éclaboussures de quartz. » Le meilleur artisan de France ! C'est pas comme l'Antoine, qui n'est pas bourreau mais le regrette beaucoup, qui passe son temps à imaginer des supplices qui feraient encore plus souffrir. Et il faut regrouper tous les cochons du canton, ils seront au premier rang du supplice infligé au croqueur de joues. Qu'ils voient et entendent bien ce qui peut leur arriver un jour, si... Et les pères de famille, dignes, se sacrifieront afin de permettre à leurs enfants de se hisser sur leurs épaules. Pédagogie oblige !

Ça y est, c'est le jour ! Purgation du Mal. ! On incise les joues du cochon, on lui arrache la peau et les dents. Loi du talion. Supplément : on verse du plomb fondu sur les plaies. Et enfin, le *porcus diabolicus* est pendu. Balance ton porc. D'après le Journal *Le Monde*[29], il s'agit d'une allégorie, chaque élément concret du récit correspond à un élément abstrait. Une certaine représentation du réel qui colorie la vie sociale.

Et puis, cerise sur le gâteau, l'auteur épilogue... Qui complète l'allégorie du cochon muet mais coupable. Il y a fête au village, on picole allègrement, on se bouscule pour bien voir ce qui se passe sur un ring. Dix aveugles cramponnés à une corde entrent dans ce ring, chacun dispose d'une lourde trique, un cochon bien gras y est lâché, et il faut frapper. Si vous tuez la bête, sa viande vous revient. Les aveugles se cognent, tombent, le crâne ouvert en deux, morts ou inconscients, il n'en reste plus que trois. Ça y est, il est crevé le cochon. Mais l'important, c'est que vraiment c'était une belle fête « on a bien rigolé, oui, on a bien rigolé. »

Destins du cochon et des aveugles. C'est pas du cirque, c'est pas du théâtre et le Progrès et les hiérarchies existent aussi : les cochons, les aveugles puis les normaux au sommet.

---

[29] Courtois Zoé. « L'allégorie du goret. » *Le Monde des livres*, 1er février 2019 ; p. 6.

Peut-être pourrions-nous recevoir quelques lumières de Vercors au prisme de son livre, littérairement étincelant et mordant mais scientifiquement étonnant car écrit en 1952, il y a plus de soixante ans, tout entier consacré à la difficulté de séparer animaux et humains, intitulé : *Les animaux dénaturés*[30]. En 1952, le monde se confrontait au traumatisme du massacre de millions de sous-hommes par une « race » humaine qui se voulait supérieure.

Il était donc une fois une expédition de paléontologues-ethnologues des deux sexes accompagnés d'un brave religieux et d'un journaliste téméraire, Douglas Templemore, amoureux transi d'une femme, Francès, demeurée, durant l'expédition, au doux pays natal, à savoir l'Angleterre.

Miracle ! Au milieu de la forêt, confrontation avec des êtres mâles et femelles qui ne seraient ni des hommes ni des singes mais à la fois hommes et singes. Ils sont nommés tropis, de anthrope, l'homme en général, et de pithèque, référence à l'espèce, ou paranthropus (genre éteint d'hominidés, il y a 2,7 à 1 million d'années). S'agit-il du chaînon manquant entre le singe et l'homme sur l'échelle de l'évolution ? Mais l'embêtant c'est qu'ils soient vivants et non fossilisés. Physiquement, ils ressemblent aux Pygmées, ils taillent la pierre, font du feu, savent rire, enterrent leurs morts et communiquent entre eux par des sons inconnus. À la différence des grands singes, ils sont carnivores, mais ils ne cuisent pas leur viande, ils la fument. Pour du jambon cru, ils se laissent facilement domestiquer, quittent leurs falaises pour l'enclos, ne marquant aucun signe de révolte. Ils sont susceptibles d'apprendre quelques mots rudimentaires et un peu comme les chiens contre nourriture, de répondre à leur nom. Mais qu'appelle-t-on langage ? « Je dis qu'il y a langage dès que des sons articulés désignent des objets ou des

[30] Vercors. *Les animaux dénaturés*. Paris : Albin Michel, 1952.

faits, des sensations ou des sentiments qui varient avec la place et le choix des sons[31]. » Faut-il grammaire ou syntaxe ?

Question épineuse, ont-ils une âme ? Faut-il les baptiser ? Les Papous, les porteurs de l'expédition, ne voulant pas connaître la famine, embrochent les tropis, les cuisent et les mangent. Faut-il, dès lors, excommunier ces Papous anthropophages ? Ne pas faire comme saint Maël qui, vue basse, baptise un groupe de pingouins pris pour des hommes. Quelques tropis adressés à un zoo anglais sont immédiatement protégés par les vieilles ladies de la SPA. « Ils sont tellement adorables, qu'ils sont mignons ! » Les journaux s'en mêlent, les tropis deviennent la coqueluche des Londoniens. Et ces tropis s'avèrent d'une dextérité manuelle remarquable. Ils fourniraient pour l'industrie lainière une main-d'œuvre compétente, sans horaires ni charges sociales à respecter. Il serait même possible de hâter la parturition des femelles et de castrer les mâles, si besoin. Du pain bénit ces tropis taillables et corvéables à merci ! Mais voilà, s'agit-il d'hommes ou de singes ? Où finit le singe, ou commence l'homme ?

C'est d'autant plus épineux que l'union entre une femelle tropi et un homme fait preuve de fécondité ! Pétri d'amour pour les tropis et sa fiancée Francès, le journaliste, Douglas dit Doug, se dévoue : il devient père d'un tropiote et le transporte à Londres, le fait baptiser et enregistrer à l'état civil. Le nouveau-né présentait, certes, quelques signes anatomiques de bestialité mais « Francès ne pouvait s'empêcher de considérer ce petit être devant elle comme un enfant humain. Il se réveilla deux fois, cria, pleura ; la petite langue tremblait dans la bouche grande ouverte. Il agitait ses petites mains aux ongles roses. Francès lui donna son biberon, le cœur serré. L'enfant téta goulument et s'endormit[32]. » Puis

[31] Vercors. *Ibid*. p. 78.
[32] Vercors. *Ibid*. p. 151.

Doug le tua. Il fallait un procès. Acquitté, s'il s'agissait d'un animal, pendu, s'il s'agissait d'un homme.

La description du procès constitue le morceau de choix du roman de Vercors. Les merveilleux experts sont convoqués. Le Pr. Knaatsch, du Collège Royal d'Histoire Naturelle : « Qu'est-ce qu'on veut savoir ? Si ces êtres-là sont des hommes ? Bien sûr, ce sont des hommes ! [...] N'y a qu'à regarder leur astragale ! V's'avez déjà vu des singes avec un astragale comme ça[33] ? » « La station droite : voilà l'homme. Par conséquent, la forme de l'astragale, qui soutient tout : étroit et mince, c'est un singe ; large et épais, c'est un homme. Voilà[34]. » Il a tué son fils, pas de doute, ce Doug doit être exécuté. Le Pr. Eatons défend le créationnisme : le pied de l'homme d'aujourd'hui est le même qu'il y a des millions d'années. C'est simple, c'est la pensée, habitée par Dieu, qui a fait la main et non pas l'inverse. L'homme de Néanderthal n'était pas un homo sapiens, et si « la science en définitive doit nous montrer que le seul homme véritable est l'homme blanc, s'il doit apparaître que l'homme de couleur n'est absolument pas un homme, nous devrons nous incliner[35]. »

Difficile de définir l'homme. Le Pr Rampolle, grand spécialiste de la psychologie des primitifs, est sommé de répondre à la question suivante : « Existe-t-il un trait reconnaissable par lequel la raison la plus primitive se distingue absolument de l'intelligence animale ? » Le langage des tropis est instinctif mais il est articulé. Il s'agrandit par imitation. Certes, le langage est un moyen de communication mais le plus important c'est le besoin de communiquer, besoin social à l'origine des symboles, des mythes mobilisateurs. Les tropis ont-ils des tabous, des superstitions, des gris-gris ? Pour réussir à aimer son prochain comme soi-même, il faut des lois, des règles afin d'empêcher l'entre-

---

[33] Vercors. *Ibid.* p. 174.
[34] Vercors. *Ibid.* p. 175.
[35] Vercors. *Ibid.* p. 182.

dévorement naturel. Or, les tropis ne dessinent pas, ne chantent pas, n'ont pas de fêtes ni de rites. Pas de signes, pas de sorciers, ils n'ont pas de gris-gris, ils ne seraient même pas anthropophages. Quant à l'étude du cerveau et de ses circonvolutions ! L'expert : « le faisceau de liaison que possède le plus arriéré des négrilles est incomparablement plus complet que celui dont jouit le plus intelligent des chimpanzés[36]. » Mais il existe un « minimum au-dessous duquel un être n'a plus le droit au nom d'humain[37]. » Explication jugée spécieuse et par la Cour et par l'expert lui-même. Comme l'animal n'a pas de gris-gris, ces objets ou porte-bonheur qui éloignent le malheur, nous pouvons conclure que l'animal n'a pas l'esprit métaphysique. Même si, selon le captain Tropp, les singes, eux, atteignent le niveau de l'abstraction. L'animal est collé à la nature, il ne fait qu'un avec elle. Il ne se pose pas de question sur ce qui ne serait pas immédiatement utile, opératoire. Au contraire, l'Homme fait deux avec la Nature. Le tropi animalisé, Douglas ne serait pas coupable.

Revenons au fait : Douglas Templemore avait quand même tué son fils baptisé ! Pensons aux conséquences si nous lui attribuons des circonstances atténuantes, ce serait la porte ouverte ou réouverte à la barbarie ! Le jury du tribunal, hagard et dubitatif, décide finalement de ne rien décider. Ce sera au Parlement de légiférer, de décider de ce qu'est un homme. Il s'agit ni plus ni moins de définir tous les droits et les devoirs des hommes basés sur la nature même de la Personne, distinguée nettement de l'animal. Nous ne pourrons plus relativiser le Droit, défini à Nuremberg, voulu universel, mais attaqué par le droit du plus fort...

Les pratiques anthropophagiques signent bien un usage du sacré, une pratique rituelle d'assimilation de l'autre ? Or les Papous ont su reconnaître chez les tropis, puisqu'ils les

---

[36] Vercors. *Ibid.* p. 199.
[37] Vercors. *Ibid.* p. 199.

ont mangés, « beaucoup plus qu'un instinct ou une préférence, une très primitive adoration du feu, un hommage rendu à son pouvoir magique de purification et d'exorcisme[38]. » Conclusion : les tropis sont des hommes, fermez le ban ! Et ne dites pas que c'est tiré par les cheveux ! Douglas ne saurait être inquiété. Lors de la mise à mort du tropi, il ne savait pas que ce tropi était un homme, à l'image des hommes nés avant Jésus Christ, non baptisés. Les tropis vont donc connaître les joies de l'éducation, de l'exploitation, de la purification de l'âme par le feu. Ce serait donc bien la communauté humaine qui déciderait qui est un homme et qui ne l'est pas... Ne comptons pas trop sur les animaux humanisés pour améliorer les choses. Orwell, dans *La Ferme des Animaux*[39] nous conte la révolte de ces mêmes animaux contre les exploiteurs humains. Construction d'un vrai communisme qui bientôt dégénère car certains animaux sont plus égaux que d'autres...

Attention à la définition que nous donnons au mot homme. Demain, celui-ci aura peut-être des organes sexuels différents, des yeux derrière la tête. Définir l'humanisme par des concepts stricts risque d'enfermer l'homme dans une case « race » essentialisée. Faut-il se fier à l'autodécision ? Serait homme qui le décide ?

Maupertuis (1698-1759) s'opposait à Descartes qui considérait l'homme comme un pendule : les bêtes avaient des droits. Condillac, dans son *Traité des animaux*, s'oppose à Descartes et à Buffon. En 1850, les députés votent la loi Grammont : il est cruel de maltraiter les animaux domestiques en public, car, par contagion, cela favorise le sadisme humain. Mais cela ne saurait concerner la chasse, la tauro-

---

[38] Vercors. *Ibid*. p. 278.

[39] Orwell George. *La Ferme des Animaux*. Paris : Champ libre ; 1981.

machie, les animaux de combat, les animaux sauvages. Les théories darwiniennes étant violemment récusées par l'Eglise catholique, l'anticléricalisme républicain affirme, avec Michelet, que les animaux sont nos frères inférieurs et, avec Clémenceau, que ce sont nos frères « d'en bas ». Le Welfarisme [le welfare anglais, le bien-être inspiré de l'utilitarisme de Jeremy Bentham (1748-1832)], réformiste, vise à limiter les souffrances animales sans remettre en question la barrière des espèces. La philanthropie aboutit en 1824 à la création de la Société pour la prévention de la cruauté envers les animaux par William Wilberforce et Thomas Fowell Buxton. La compassion envers les humains doit entraîner la compassion envers les animaux.

L'antispécisme (Richard Ryder en 1970), popularisé par Peter Singer (*La libération animale*, 1975) juge, au contraire, qu'il est injuste de discriminer les êtres vivants selon leur espèce (basée, rappelons-le, sur des critères d'interfécondité, d'une reproduction possible entre membres d'une catégorie donnée). Seuls compteraient les critères **individuels** de sensibilité, de plaisir, de souffrance. Pour les welfaristes, il n'est pas envisageable de traiter tous les êtres vivants, toutes les espèces de la même manière. Ils visent à garantir, à la suite de Maupertuis, de Grammont, de la SPA, le « bien-être animal » tel qu'il a été défini par l'OMS, soient les libertés de ne pas souffrir de faim, de soif, d'inconfort, de peur, de détresse et de pouvoir être soigné.

L'écologie se préoccupe de l'environnement, des écosystèmes, de la biodiversité, de la régulation des espèces d'où le souci, par exemple, de réintroduire des prédateurs montagnards. La souffrance, la mort animales existent, une bonne journée pour la gazelle est de ne jamais rencontrer de lions, une bonne journée pour le lion est de rencontrer beaucoup de gazelles. L'antispécisme, qui se préoccupe uniquement des individus : oiseaux, rats, rhinocéros, hommes qui souffrent, n'est donc pas l'écologie.

L'écologiste constate, l'antispécisme, lui, plaque les valeurs morales de l'humain sur l'ensemble des vivants. Dimension narcissique à souligner. À la limite, les prolongements naturels comme l'animal ou l'arbre choisis par un moi humain deviennent plus importants qu'un autre humain différent. Comme le raciste et le sexiste qui établissent une hiérarchie entre « races » et sexes, le spéciste dresserait une barrière tout aussi condamnable entre les espèces. Et ce serait en effet une erreur de s'arrêter aux animaux. Il faut rendre aux plantes et aux arbres leur dignité. Roger-Pol Droit : « Le changement de perspective est vaste : il s'agit à la fois de réhabiliter une face du vivant et de transformer notre rapport de domination en une relation de coopération et d'inclusion[40]. »

L'écologiste constate la disparition des espèces, de la biodiversité, des écosystèmes, la perte de la diversité génétique. Un tiers des mammifères, reptiles, amphibiens, oiseaux, poissons a chuté en vingt-cinq ans. Depuis 1970, soixante pour cent des vertébrés auraient disparu ! La perte du vivant est en partie le résultat du réchauffement climatique. D'où l'extrême importance de ce nouveau concept de « contributions écosystémiques rendues par la nature à l'homme » (matières premières, pollinisation à l'origine de soixante-quinze pour cent des cultures mondiales, l'air, l'eau), indispensables à la vie de cet homme mais épuisables. Ne pas oublier que l'homme est, de très loin, le plus grand prédateur de la nature.

---

[40] Droit Roger-Pol. « Les plantes, au parloir ! » *Le Monde des livres*, 3 mai 2019 ; p. 8.

Et enfin, coup de massue final : l'homme n'aurait pas le monopole de la culture. Nous reprenons ici l'étude de Nathaniel Herzberg[41] dans *Le Monde*, Sciences et médecine du 20 mars 2019. Les mouches drosophiles disposeraient, selon Etienne Danchin, de capacités cognitives pour se transmettre culturellement des comportements comme l'acquisition d'une préférence sexuelle par observation d'un congénère, par apprentissage social ! De toute tradition, l'homme c'était la culture et l'animal c'était la nature. La culture, soit ce qui est appris, transmis, produit, créé, soit l'ensemble des traits distinctifs spirituels, matériels, intellectuels et affectifs qui caractérisent une société, un groupe social. Il existe des différences, les cultures évoluent dans le temps et dans l'espace. Mais déjà l'homme était destitué de son piédestal voulu transcendantal. La théorie synthétique de l'évolution, synergie de la génétique, de la paléontologie, primatologie, zoologie, des neurosciences, du cognitivisme signe la continuité entre les vivants et permet d'affirmer que les droits des vivants – Foucault, Sloterdijk – l'emportent sur l'autonomie et l'autorité des droits de l'Homme. Nous pourrions nous consoler en nous disant que les éthologues (Lorenz, Tinbergen) repoussent le concept de culture animale mais qu'il est défendu par des primatologues comme Jane Goodall : les grands singes transmettent socialement certains comportements. En 1939, Andrew Whiten provoque, dans la prestigieuse revue *Nature*, la communauté scientifique par son article : « Les cultures chez les chimpanzés » qui concerne l'hygiène, le toilettage, les rituels de séduction, sociaux, l'alimentation, les outils. Christophe Boesch, en 2001, constate que les chimpanzés de Côte d'Ivoire ne cassent pas les noix comme au Gabon, en

---

[41] Herzberg Nathaniel. « L'homme n'a pas le monopole de la culture. » *Le Monde*, Sciences et médecine, 20 mars 2019 ; p. 1-4-5.

Rwanda, en Tanzanie. Ils utilisent des outils, de lourdes pierres, mais ils conservent les noix, les transportent, coopèrent. Apprentissage qui leur vient de leur mère : ils observent, copient, échouent, se blessent, recommencent. Frans de Waal dans *Quand les singes prennent le thé*, en 2001 : il s'agit d'un apprentissage socialement motivé. Au début, il y a la mère, le désir d'agir comme elle. En cours de route, presque par accident, apparaît un second objectif, se nourrir d'un mets agréable. Whiten plus tard, en laboratoire, enseigne à deux chimpanzées deux méthodes d'accès à la nourriture enfermée dans une boîte. Les deux élues femelles sont ensuite replacées dans leur groupe. Chaque communauté apprend le savoir-faire de la dominante. Un troisième groupe sans leader reste inerte devant la boîte. Il en va de même avec des mésanges (Aplin, 2005). Mais un oiseau transporté d'un groupe à un autre adopte les manières du nouveau groupe, il devient conforme. Au Japon, dans l'île de Koshima en 1953, on offre des patates douces à un groupe de macaques, une jeune femelle de dix-huit mois s'en saisit, les nettoie à la rivière et les mange. Cinq ans plus tard, les trois quarts des jeunes adultes agissent de même mais les mâles de plus de quatre ans refusent cette manière de faire. En 1965, le primatologue Kawai décrit Imo, une jeune guenon confrontée à des grains de blé mêlés à du sable, elle gagne la mer, s'aperçoit que le sable tombe au fond, et que le blé flotte. Là aussi, le comportement acquis s'est étendu au groupe. S'agit-il, comme l'écrit Kawai, de « comportements culturels nouvellement acquis » ? Conformité et innovation. La culture animale serait-elle le précurseur de la culture humaine ?

Un palier supplémentaire est franchi par Michel de Pracontal, journaliste scientifique au *Nouvel Observateur*, dans son dernier livre *Kaluchua. Cultures, techniques et traditions des sociétés animales.* Le titre annonce le programme : il existe une dimension sociale dans la vie animale, elle n'obéit pas seulement aux réponses-réflexes apprises. C'est « le japonais Imanishi qui a été le Copernic de cette révolution (doublement culturelle). Il a introduit dans sa langue le néologisme *Kaluchua*, une translittération de l'européen *culture* (prononcé à l'anglaise), pour caractériser cette découverte en la rapprochant et distinguant à la fois de la culture humaine[42]. » Il y a quelque paradoxe à définir la vie animale, non plus par l'hérédité, la biologie mais par la culture. Et ce, au sens où l'entend l'homo sapiens devenu homo sapiens sapiens. Anthropomorphisation frontale acceptée : « Les animaux sont des animaux de culture[43] », socialement transmise et non génétiquement. « La conséquence d'une telle vision est que la dimension culturelle de l'animal ne se limite pas à produire des innovations technologiques, si impressionnantes soient-elles. Elle réside d'abord dans le fait que chaque individu appartient à un groupe qui l'enveloppe, dès sa naissance, en un réseau de liens sociaux exprimés par des gestes culturels. S'il est un représentant d'une espèce biologique, il est aussi membre d'une communauté. Il ne peut se réduire à un système de traitement de l'information programmé par l'évolution, parce qu'avant même d'avoir accompli son premier geste, il a déjà une histoire[44]. » La barrière nature/culture, synonyme d'animalité/humanité, vole en éclats.

Pour Canguilhem, la liberté ne saurait être conçue comme une essence formelle, hors-temps, surplombant toutes les expériences, un devenir pur, mais comme l'expérience d'un processus de libération de responsabilité qui assume le risque, l'imprévisibilité insérée dans l'Histoire. Il est question de valeurs, nous aurons à y revenir. « C'est la décision de mettre les normes à l'épreuve de leur valeur. » Cela est-il permis à l'animal ou même à tous les hommes qui fuient dans

---

[42] De Pracontal Michel. *Kaluchua. Cultures, techniques et traditions des sociétés animales*. Paris : Le Seuil ; 2010, quatrième de couverture.

[43] De Pracontal Michel. *Ibid*. p. 183.

[44] De Pracontal Michel. *Ibid*. p. 183.

les valeurs traditionnelles du passé ou dans celles de l'avenir confondues avec celles de la productivité ?

Derrida, dans son livre *L'animal que donc je suis*[45], commente Heidegger qui recherche l'essence de l'humanité de l'homme et l'essence de l'animalité de l'animal. Pour cela, question philosophique qui lui donne le vertige, il faudrait, dit-il, que la clarté soit faite sur la nature vivante du vivant, à priori caractérisé par la « possibilité de mourir ». Heidegger affirme que l'animal ne meurt pas, il crève, il est privé, il est pauvre, il éprouve la privation du monde – mais, note-t-il, il ne faut pas en déduire une hiérarchie entre l'humain et l'animal. À d'autres moments, embarrassé, il écrit que l'animal meurt aussi. L'animal vivrait mais le Dasein humain est un existant. D'où la question de Derrida sur **l'animalité du Dasein**. Question écartée, in fine, par Heidegger. Réponse différente de Nietzsche : tout « est pris dans un mouvement qu'on appellera ici du vivant, de la vie et de ce point de vue, quelle que soit la différence entre les animaux, cela [il s'agit de la recherche d'une différence ontologique] reste un rapport "animal"[46] ». Et Derrida conclut son livre : « Voilà ! Cela suppose une réinterprétation radicale du vivant, naturellement, mais non pas en termes d'"essence du vivant", d'"essence de l'animal". C'est la question... L'enjeu, naturellement, je ne le cache pas, est tellement radical qu'il y va de la "différence ontologique", de la "question de l'être", de toute l'armature du discours heideggérien[47]. » Pas moins !

Peut-on considérer qu'il est hors-sujet de rapprocher ce discours de ce que retire Richard Wolin de la lecture des *Cahiers noirs* de Heidegger dans le numéro de décembre 2014 de la revue *Critique*, pages 1 005-1 006 ? « Les *Cahiers*

---

[45] Derrida Jacques. *L'animal que donc je suis*. Paris : Galilée ; 2006.
[46] Derrida Jacques. *Ibid*. p. 219.
[47] Derrida Jacques. *Ibid*. p. 219.

noirs désignent à plusieurs reprises le moteur caché qui est l'arrière-plan de cette situation quasi apocalyptique de dégénérescence spirituelle. C'est la "juiverie mondiale" : "Une des figures les plus dissimulées du *gigantesque* et peut-être la plus ancienne est la tenace habileté au calcul, au trafic et au brassage, ce qui fonde l'absence de monde propre à la juiverie." Dans son vocabulaire (celui de Heidegger), "l'absence de monde" est une sérieuse accusation. Si l'on remonte à l'analyse existentielle de *Sein und Zeit*, Être et Temps, la capacité d'avoir un "monde"– *Weltlichkeit* – est l'un des traits de l'authentique Être-au-monde. C'est un trait qui distingue l'humain de l'animal. Aussi Heidegger définit-il l'animal comme "pauvre au monde" ("*weltarm*"). Décrire les juifs en termes de *Weltlosigkeit* ou "absence de monde" est donc grave : cela revient à dire qu'en tant que peuple, les juifs ne sont pas pleinement humains[48]. »

[48] Wolin Richard. « Un Heidegger sans autocensure. » *Critique*. Paris : décembre 2014 ; n°811, p. 1 005-1 006.

La modernité

Que dit notre modernité radicale ? Pas de barrière entre l'espèce humaine et les animaux. Cultures humaines et animales sont synonymes. Peter Singer, le philosophe, le Grand Timonier à la pointe de ce combat : après la libération des esclaves, des colonisés, des femmes, des enfants, celle des animaux est à venir. Ce qui compte, ce ne sont pas seulement la raison, le langage ou la liberté mais la sensibilité qui crée une communauté douloureuse des vivants. Les Grands Singes, si proches de nous (98.4% de gènes communs) sont des êtres qui pensent, conscients, capables de se projeter dans l'avenir, d'apprentissage du langage des signes des sourds-muets humains par exemple. Ce qui n'est pas le cas des handicapés mentaux et des séniles. Ils ont droit à des avocats, des experts-tuteurs, et certains le préconisent, au vote. Humanisme à dépasser. Questions épineuses : que faire pour que la vie soit bonne à la fois et aux tigres et aux antilopes ? Quel statut donner aux microbes et aux bactéries, poissons rouges, punaises, mouches, vipères, vers ? Certains voudraient s'en prendre aux gros animaux sauvages. Et la carotte découpée ? Réponse : elle est vivante mais n'a pas de système nerveux. Mieux vaut d'ailleurs faire des expérimentations médicales sur les animaux humains au système nerveux délabré plutôt que sur un orang-outan vif et vigoureux. Il existe indiscutablement une hiérarchie chez les vivants.

La zoophilie doit échapper à tout opprobre, il s'agit d'activités sexuelles mutuellement satisfaisantes. Attention... un homme copulant avec un poulet risque d'être cruel envers celui-ci. Mais mieux vaut faire l'amour avec un animal que de le bouffer, orgasmes assurés. Donna Haraway, star de la modernité, ne peut que se louer des plaisirs liés aux baisers profonds de sa chienne, Melle Cayenne Pepper.

Hitler : « Dans le nouveau Reich il ne devra plus y avoir de place pour la cruauté envers les bêtes ». Suivons Luc Ferry[49] dans son *Dictionnaire amoureux de la philosophie* : le 24 novembre 1933, est proclamée en Allemagne la loi sur la protection des animaux. En 1939, Giese et Köhler théorisent un *Droit allemand de la protection des animaux* qui avait été précédé en juillet 1935 par la *Loi sur la protection de la nature*. Noyau dur du romantisme populaire : l'amour absolu de la nature. Il convient de retrouver la virginité naturelle perdue, la nature originaire antérieure à toute culture, à toute intervention humaine. L'homme romantique s'oppose à l'homme dépossédé par les Lumières de ses racines, de son terroir, de ses traditions. Contre l'extension infinie des terres cultivées, il faut protéger les arbres et la forêt devenus sujets de Droit. De même, l'animal existe en tant que tel et non pas par rapport aux hommes. Il faut en finir avec l'anthropomorphisme. Et il ne saurait exister des différences entre animaux domestiques et animaux sauvages. À l'identique, il faut protéger les peuples, races primitifs, naturels. L'Occident libéral, républicain, marchand, rapace, a massacré les Sioux, les Bochimans, les Noirs. Pas de métissage, honte

---

[49] Ferry Luc. « Nazisme et écologie. » *Dictionnaire amoureux de la philosophie*. Paris : Plon ; 2018, p. 1 131-1 144.

à toute assimilation ! Les cultures coexistent mais ne doivent surtout pas se mélanger. La nature est en soi un bien culturel. Le chasseur nazi doit entretenir le gibier afin de maintenir la diversité animale et il se doit de rejeter la cruauté. Göring : l'animal est l'âme vivante de la campagne. L'homme n'est pas possesseur de la Nature, il n'en est qu'un élément, c'est la loi de la sélection du plus fort, animal ou homme, qui l'emporte. Ce qui n'a manifestement rien à voir avec la sensiblerie postchrétienne.

Au décours d'une lecture d'un *Dictionnaire amoureux de Bordeaux*, par A. Juppé, son ancien maire : « Un jour ou l'autre, je devrai me prononcer sur la question de la présence d'animaux sauvages dans les spectacles de cirque. La pression des associations et mouvements qui demandent aux maires de les interdire est chaque jour plus forte [...]. Je vois peu à peu disparaître ce qui fut un mode de vie, [...] une espèce humaine chasseresse et carnivore. Emerge sous nos yeux un autre monde sous la contrainte de transformations démographique et climatique irrépressibles et l'effet sans aucun doute réjouissant de la montée des bons sentiments. [...] C'est par définition, toujours l'avenir qui gagne[50]. »

M, Le Magazine du Monde du 4 mai 2019 : la traditionnelle promenade touristique en calèche devrait être interdite à Montréal d'ici à 2020. La décision survenant après de nombreuses plaintes reçues sur le traitement des animaux. «Nous voulons être des précurseurs dans la protection des animaux et rester fidèles à nos valeurs [...] Nous souhaitons accompagner l'évolution des mentalités. Aujourd'hui les gens veulent des cirques sans animaux[51]. » Et probablement des villes sans SDF ni migrants mais avec calèches électriques.

---

[50] Juppé Alain. *Dictionnaire amoureux de Bordeaux*. Paris : Plon ; 2018, p. 124-125.

[51] Beaudouin Agathe. *M, Le Magazine du Monde* du 4 mai 2019 ; p. 24.

Le retour actuel à une extrême familiarité avec les animaux (nous ne comprenons pas qu'on ne puisse pas leur léguer notre fortune, ce sont pourtant les meilleurs amis de la personne isolée...) ne permet sans doute pas d'accéder à l'essence de l'animalité. Mais il signe certainement la nouvelle prise en compte d'une éthique de la compassion, une réhabilitation du sensible, de l'émotion qui ne sont plus les pelés, les galeux, de l'entendement, de la Raison ! La défense du droit des animaux rejoint la défense des droits des enfants, des victimes, le féminisme signant le crépuscule du monde patriarcal. Ce que d'aucuns interprètent comme une dévirilisation du monde, le triomphe de *Big Mother...*

Elisabeth de Fontenay[52], l'auteure de *Le silence des bêtes. La philosophie à l'épreuve de l'animalité* et de *Sans offenser le genre humain* maintient une dimension humaniste, tout en récusant tout dualisme, de par la nécessité de décider. **La norme** naît sans doute de l'exception et de circonstances exceptionnelles et **révèle la décision** ; il faut décider de maintenir certaines singularités humaines comme la politique et le tragique irréductibles au mécanicisme. Merleau-Ponty évoque une pré-culture animale. De Fontenay : « Les actes ébauchés ou mimés, ces substituts de l'action effective, vont se transformer en *faire semblant*, puis en signes, c'est-à-dire en activités incompréhensibles à partir du conditionnement, et fonctionnant comme des résonances[53] ». « Ni l'explication mécaniste, ni l'interprétation finaliste ne peuvent rendre compte de ce qu'il faut bien appeler la culture animale[54]. »

---

[52] De Fontenay Elisabeth. « Sur la question animale. Entretien. » *Commentaire*. Paris : Plon, hiver 2008-2009 ; n°124, p 1204.
[53] De Fontenay Elisabeth. *Le silence des bêtes*. Paris : Fayard ; 1998.
[54] De Fontenay Elisabeth. *Sans offenser le genre humain*. Paris : Albin Michel ; 2008.

Mais il n'est pas possible de réduire à rien les différences entre l'homme et l'animal. Comme le dit Alain Prochiantz dans *Singe toi-même* : si vous vous promenez nu dans une forêt équatoriale il est peu probable que les animaux rencontrés pratiquent les droits de l'homme. L'animalisation de l'homme (pou, cafard, hyène) a souvent justifié les massacres et l'humanisation de l'animal mené à des extrémités redoutables (Jean-François Braunstein, *La philosophie devenue folle*[55]).

De simples différences biologiques s'imposent. Chez les primates, il existe une proportionnalité entre le volume du corps et le volume du cerveau. Ce qui n'est pas vrai pour l'homme. Son cerveau ne devrait mesurer que quatre cents centimètres cubes environ, or il mesure entre mille trois cents et mille cinq cents centimètres cubes avec d'importants développements pour les régions linguistiques et langagières. Il y aurait entre 1,23% et 5% de différence entre les génomes des humains et des chimpanzés. Mais ceci ignore l'importance des mutations codant certaines protéines qui concernent des séquences cérébrales régulatrices ou du développement du cerveau. À la naissance, le cerveau du chimpanzé représente 50% de son poids total (deux cent quarante grammes), celui de l'humain pèse cent quarante grammes, soit 10% du poids total. Notre cerveau est donc néoténique, prématuré. C'est l'environnement socioculturel qui permet la croissance de ses capacités. La bipédie impose une certaine taille du bassin. La tête du nouveau-né doit pouvoir passer d'où les accouchements humains « prématurés ». La myélinisation totale du cerveau n'est obtenue qu'à l'âge de trente ans. Les humains survivent aussi après leur période reproductive comme les orques et certaines baleines.

---

[55] Braustein Jean-François. *La philosophie devenue folle*. Paris : Grasset ; 2018.

Les humains peuvent ainsi transmettre expérience et connaissance. Darwin considérait que les hommes sont des animaux qui ont été domestiqués depuis longtemps mais sapiens sapiens demeure quand même agressif. Même si depuis le pléistocène moyen, entre -780 000 et -125 000 ans, le cerveau humain s'est féminisé. Avec une baisse du taux de testostérone et une moindre réceptivité aux androgènes. Les condels génétiques conservés chez d'autres, délétères chez nous, aboutissent à une baisse du taux d'hormones sexuelles mâles, à une diminution du pelage, à de petits testicules, à une éjaculation retardée. D'où une baisse de la compétition entre mâles mais qui existe toujours. D'où une coopération éducative pour les petits humains qui reste à définir, tribut à payer à la condition historique de l'homme. L'antispécisme n'est pas envisageable car, si l'on évoque l'introspection, le devoir de réflexivité, c'est quand même l'homme qui écrit sur les animaux, c'est lui qui se préoccupe de ne pas les faire souffrir. Peut-on nommer cela hiérarchie ? Luc Ferry[56] constate, avec Rousseau, que l'homme ne peut s'enfermer dans un logiciel. Cette non-programmation, c'est la liberté. *L'Emile* (1762) s'interroge sur l'éducation à donner aux hommes libres. *Du contrat social ou principes du droit politique* (1762) dresse les codes politiques, culturels de gouvernement de ces mêmes hommes libres. Cette double historicité, individuelle et collective, caractérise l'Homme pour Ferry. Ce qui ne sera jamais le cas de l'animal. Sans la liberté, soit la faculté « de se distancier de soi, de sa propre nature égocentrée[57] » rien de possible, pas de perfectibilité, pas de honte, pas de pudeur, pas de morale. « L'animal n'est pas un être d'éthique[58] ».

---

[56] Ferry Luc. *Dictionnaire amoureux de la philosophie*. Paris : Plon ; 2018.
[57] Ferry Luc .*Ibid.* p. 82.
[58] Ferry Luc .*Ibid.* p. 82.

La psy animale

Et la psychanalyse face à l'héritage animal de l'homme ? Freud s'est toujours voulu, en conformité avec les idées savantes de son époque, résolument darwinien, ne récusant point cet héritage. Certains successeurs ont considéré Freud comme un « biologiste de l'esprit[59] » (Franck J. Sulloway) mais Lacan et les structuralistes ont désiré par-dessus tout, marquage réactionnaire, se débarrasser de cet héritage d'incarnation.

Ernst **Haeckel** (1834-1919), évolutionniste, moniste, matérialiste, antireligieux, pacifiste énonce sa fameuse **loi de récapitulation**, dite loi biogénétique fondamentale : l'ontogenèse, le développement embryonnaire récapitulent la phylogenèse, l'histoire évolutive de l'espèce. Lamarckien, récusant les variations aléatoires, il affirme une complexification progressive des formes, et adhère pleinement à la thèse de l'hérédité des caractères acquis. Par application

[59] Sulloway Franck J. *Freud biologiste de l'esprit*. Paris : Fayard ; 1981.

métaphysique de la récapitulation se développe une science de l'histoire comme progrès de l'esprit humain corrélé à sa domination croissante sur la nature. Enfance de l'humanité et enfance de l'homme évoluent en miroir. Les théories darwiniennes, dès avant Freud, avaient mis l'accent sur la psychologie infantile, le passé comme clef du présent, la sexualité, les stades psychosexuels et la nature archaïque de l'inconscient. Il existerait une équivalence entre l'animal, l'homme de la préhistoire, le primitif et l'enfant. L'enfant apporte avec sa naissance des schémas phylogénétiques et ce patrimoine instinctif constituerait le noyau de l'inconscient. Darwin avait écrit *L'expression des émotions chez l'homme et les animaux* en 1871, six ans après la publication de *L'origine des espèces*. Il tentait de caractériser ce qui était unique dans l'homme et en concluait que, décidément, entre les hommes et les animaux n'existaient que des problématiques de seuil et non pas d'essence.

Dans les *Études sur l'hystérie*, Freud s'appuie sur Darwin pour justifier le symbolisme caché de symptômes hystériques. Par exemple, les sensations de coup au cœur éprouvées « appartiennent au champ de *L'expression des émotions*, qui, comme Darwin nous l'a enseigné, consiste en actions qui à l'origine avaient une signification et servaient un dessein ». Les abréactions se conforment à des tournures de langage populaire. *Inhibition, symptôme et angoisse* (1926) : les affects sont : « des reproductions d'évènements anciens, d'importance vitale, éventuellement pré-individuels » et cela est adaptatif car « l'angoisse doit remplir une fonction biologiquement indispensable de réaction à l'état de danger ». Comme Darwin l'avait déjà noté, un excès économique d'excitation devient un facteur de désadaptation.

Il est difficile d'écarter les nombreux recours freudiens à la théorie de la récapitulation. Dans l'*Introduction à la psychanalyse*, Freud écrit ainsi : « Nous devons mettre l'accent sur un élément qui n'a pas été souvent pris en considération jusqu'ici. Dans les deux cas [développement du moi et de la libido] il s'agit, à la base, d'héritages, de récapitulations abrégées du développement que l'espèce humaine tout entière a vécu depuis les époques primitives [...] Dans le cas du développement de la libido, cette origine phylogénétique est, j'ose le penser, immédiatement évidente [...] Chez les animaux, on trouve, sous une forme pour ainsi dire figée, toutes les formes de perversions de l'organisation sexuelle humaine. » D'où les concepts de fixation, de régression ponctuant le développement psychosexuel de l'enfant.

La théorie néoténique (neo : nouveau, et du grec *teinein* : étendre) permettrait de faire le lien entre la nature et la culture, le corps et l'esprit, elle serait nécessaire à la pensée freudienne. Standard de la néoténie, l'axolotl, batracien dont le nom savant est *ambystoma mexicanum*. La néoténie est la capacité à se reproduire à l'état larvaire. L'individu continue somatiquement à croître en conservant l'organisation larvaire, tout en acquérant une maturité génitale qui permet la reproduction. Il existe des espèces pour lesquelles la néoténie est obligatoire sans métamorphose et d'autres espèces qui connaissent une néoténie facultative. Cette dernière n'existe pas en règle générale mais peut parfois intervenir dans des circonstances exceptionnelles, comme une sécheresse : c'est le cas de l'axolotl. Si l'animal garde l'état larvaire, il reste aquatique, c'est un batracien à structure larvaire héréditaire qui précède le stade adulte et peut s'y substituer. Cet animal possède donc deux formes adultes.

Pour Louis Bolk (1866-1930), la néoténie (son texte a été traduit dans la *Revue française de Psychanalyse* par F. Gantheret et Lapassade en 1961) est identique à sa théorie de la fœtalisation qui affirme le ralentissement du développement de la forme humaine, ce qui entraîne prématurité et juvénilité. Le cerveau est immature, capable de se transformer, de se régénérer, ce qui rejoindrait la moderne plasticité épigénétique cérébrale. Freud rattache clairement l'état de détresse du nourrisson, qui dépendrait entièrement d'autrui pour la satisfaction de ses besoins (soif, faim) car impuissant à accomplir l'action spécifique propre à mettre fin à la tension interne, à sa prématurité. Freud : son « existence intra-utérine semble relativement raccourcie en comparaison de celle des autres animaux ; il est moins achevé que ceux-ci lorsqu'il est jeté dans le monde. [...] Ce facteur biologique établit donc les premières situations de danger et crée le besoin d'être aimé, qui n'abandonnera plus jamais l'homme. » (*Inhibition, symptôme et angoisse*). K. Lorenz évoque un animal humain spécialisé dans la non-spécialisation ; Géza Róheim développe le thème d'une enfance prolongée. Le livre de Lapassade, *L'entrée dans la vie*[60] (1963), fait grand bruit. Sa thèse s'appuie sur Darwin : quelques animaux sont aptes à se reproduire à un âge très précoce, avant d'être adultes. Et si cette faculté se développait, il est probable, dit Darwin, que l'état adulte de ces animaux disparaîtrait : « Le caractère de l'espèce tendrait à se modifier et à se dégrader considérablement, surtout si la larve différait beaucoup de la forme adulte ». Pour Darwin une forme juvénile pourrait donc succéder à une forme adulte, ancienne. Pour Lapassade, l'enfant serait un axolotl, inachevé, indéterminé et l'adulte serait un amblystome figé, passablement racorni. Mais l'enfant-adolescent indéterminé ne peut se reproduire, contrairement à l'axolotl. Lapassade recourt du coup à Bolk et à sa théorie de la fœtalisation. Il existerait une disjonction entre les rythmes de développement du soma et du germen, le premier est retardé, peine à devenir adulte alors que le second parvient à maturité. La vitesse de croissance des ancêtres anthropoïdes aurait été ralentie. D'où la conservation de cellules fœtales. La néoténie bolkienne aurait joué un rôle évolutif « l'homme est un néotène, c'est indiquer qu'il a conservé la plasticité de la vie embryonnaire et juvénile, en

---

[60] Lapassade Georges. *L'entrée dans la vie*. Paris : Anthropos ; 1997.

même temps que sa fragilité[61] ». Inachèvement originel qui, au niveau individuel, se traduit par la prématuration. La vie de l'être n'atteindra jamais l'âge adulte. Il faut du coup « valoriser l'indétermination de la jeunesse et, corrélativement, dévaloriser les déterminations de la maturité[62] ».

Pour Lacan, c'est tout autre chose. L'inconscient symbolique n'a rien à voir avec l'évolutionnisme animal. « La fonction symbolique n'a absolument rien à faire avec une formation para-animale, une totalité qui ferait de l'ensemble de l'humanité une espèce de grand animal – car en fin de compte c'est ça l'inconscient collectif[63]. » Contrairement à Lévi-Strauss, Lacan refuse toute connotation biologique. Il faut plutôt réhabiliter le mécanisme, épuré, dénué, exclusif de tout autre système interprétatif. Lacan recommande la lecture de *L'Homme-machine* de La Mettrie, des trente-cinq volumes de *L'Encyclopédie des arts et des techniques* initiée par Diderot. Ces esprits étaient en avance sur leur temps même si persistaient les brumes idéologiques d'antan. « Ces essais de réduction à partir de la machine, de fonctionnalisation des phénomènes qui se produisent au niveau humain, étaient très loin en avant des enchaînements qui se maintenaient dans leur fonctionnement mental[64]. » C'est donc en termes de mécanisme qu'il faut tenter d'expliquer le vivant. La première question que doivent se poser les analystes, c'est « pourquoi sommes-nous amenés à penser la vie en termes de mécanisme ? En quoi sommes-nous effectivement, en tant qu'hommes, parents de la machine[65] ? » La machine, soi-disant privée de liberté, est beaucoup plus libre

[61] Lapassade Georges. *L'entrée dans la vie*. Paris : Anthropos ; 1997, p. 17.
[62] Lapassade Georges. *Ibid.* p. 18.
[63] Lacan Jacques. *Le Séminaire, livre II*. Paris : Le Seuil ; 1978, p. 43.
[64] Lacan Jacques. *Ibid.* p. 44.
[65] Lacan Jacques. *Ibid.* p. 43.

que l'animal qui est une machine bloquée par le monde extérieur et le générique. L'humain en tant que machine serait quelque chose de décomposé ayant des choix multiples. L'animal n'a pas la liberté donnée par la mathématique.

Question non négligeable que nous pouvons nous poser à la suite de Bleuler, Lanteri-Laura, Henri Ey et d'autres : une psychiatrie animale pourrait-elle rendre service à la psychiatrie humaine ? Nous nous appuierons fortement sur le très remarquable et savant article d'Henri Ey « Le concept de "psychiatrie animale" » paru dans le volume I de *Psychiatrie animale*[66]. L'acceptation d'une psychologie animale implique nécessairement une psychopathologie animale, des variations qualifiées de pathologiques. Une psychiatrie animale équivaut à une psychiatrie vétérinaire, une zoopsychiatrie. Le médecin psychiatre se confronte à des anomalies communes aux mammifères.

Mais peut-on véritablement comparer la psychologie de l'homme, conscient, à celle de l'animal ? Le péché d'anthropomorphisme guette. Peut-on considérer avec Ey que toute psychologie du vivant s'étaie sur des significations communes, sur une organisation douée d'intention ? Comment pathiquement rencontrer l'animal ? Alors que pour certains tous les comportements animaux ne sauraient être qu'adaptatifs. Le psychisme animal serait vide de toute signification. N'existerait qu'un déterminisme rigoureux entre l'excitation et la réaction. Automatisme des enchaînements. Négation de l'instinct. Pour d'autres (l'Ecole de l'Ethologie objectiviste avec Lorenz, Tinbergen), au contraire, l'animal se réduit à ses instincts, à des conduites préformées, invariables, caractéristiques d'une espèce donnée, non modi-

---

[66] Brion Abel, Ey Henri. *Psychiatrie animale*. Perpignan : CREHEY ; volume I ; 2018.

fiées par le milieu ou l'imitation. Signature du côté machinique de l'animal. Pour les béhavioristes et les innéistes l'existence même d'une psychopathologie, d'une psychiatrie animale se pose, elle n'aurait pas de consistance.

Mais l'expérience ne peut-elle pas modifier le comportement inné ? Ne saurait-il exister un discernement, une « intelligence » individuelle, une ontogenèse de l'adaptation, un biofeedback entre l'organisation et l'acquisition ? Il existerait des modulations de l'instinct par l'expérience acquise. La plasticité des comportements serait une dimension complémentaire de la préformation.

Quels critères affirment alors l'existence d'une pathologie, d'une folie des animaux, des mammifères et donc des humains ? Pour H. Ey : ce concept « se dévoile dans son apparition comme contraire au sens de l'évolution de l'espèce et de l'ontogenèse de l'individu[67] ». « L'anomalie pathologique n'est ni une variation dans la constitution que l'individu tire de l'espèce dans la limite de sa race ou de son tempérament, ni une variation introduite par le développement de son adaptation acquise, l'anomalie n'est pas une variation statistique dans le cadre des variations permises par l'espèce, elle n'est pas une déviation de type normal, mais elle a précisément la valeur d'une DEROGATION NORMATIVE [soit une exception à la désignation, à l'évolution d'un phénomène considéré par la société comme souhaitable ou indésirable]. Tel est le sens fort que doit avoir et conserver le concept de pathologique. Il doit s'appliquer au contresens d'une *adaptation soit préformée soit acquise*[68]. » C'est l'accident dans l'organisation. L'anomalie pathologique ne peut résider que dans une disposition interne, d'où un seuil strictement individuel de réactivité aux situations externes. Le progrès dans l'adaptation n'est pas la pathologie, la maladie. « *La*

[67] Brion Abel, Ey Henri. *Psychiatrie animale. Ibid.* p. 29.
[68] Brion Abel, Ey Henri. *Psychiatrie animale. Ibid.* p. 30.

pathologie ne commence pas avec la réaction à la situation (qui est somme toute normale), *mais avec l'idiovariation individuelle d'une émotivité perturbée*[69]. » L'animal peut échapper à la normativité des comportements fonctionnels de son espèce : épilepsie, confusion, hallucinations post-toxiques, absurdités de l'instinct. L'anomalie préexiste à l'expérience. Sans doute persiste-t-il une zone grise qui concerne certains traits de caractère trop facilement qualifiés de pathologiques alors qu'ils ne sont que le maximum d'individualisation acquise par l'animal. Les animaux dont le système nerveux est proche de celui de l'homme peuvent présenter des syndromes neuropsychiatriques quasi identiques : catatonie-catalepsie, mélancolie-akinésie. Mais d'évidence nous ne saurions évoquer pour l'animal une pathologie liée aux troubles de la personnalité.

Canguilhem déplace les termes du débat normal-pathologique. Il récuse l'idée de normal en médecine, identifiée à une moyenne, la remplace par celle de normativité, « nous pensons que la médecine existe comme art de la vie parce que le vivant qualifie lui-même comme pathologiques, donc comme devant être corrigés ou évités, certains états ou comportements appréhendés, relativement à la polarité dynamique de la vie, sous forme de valeur négative. Nous pensons qu'en cela le vivant humain prolonge, de façon plus ou moins lucide, un effort spontané, propre à la vie, pour lutter contre ce qui fait obstacle à son maintien et à son développement pris pour norme[70]. » « Ce n'est pas la science, le jugement médical qui doit décider scientifiquement du normal, c'est la vie elle-même qui en fait un concept de valeur[71]. » Il faut distinguer l'anomalie, domaine de la psychopathologie, de l'anormalité,

69 Brion Abel, Ey Henri. *Psychiatrie animale. Ibid.* p. 32.

70 Canguilhem Georges. *Essai sur quelques problèmes concernant le normal et le pathologique*, 1943. Paris : PUF ; Edition 2015.

71 Widlöcher Daniel. « Présentation. » *Traité de psychopathologie*. Paris : PUF ; 1994, p. 10.

des anormalités. Et il n'est pas certain que la psychopathologie animale se résume à l'anormalité. Les sciences de la vie ont affaire à la contingence, à l'imprévisibilité, à l'accident, pas seulement à la nécessité.

Les aberrations instinctives des animaux dans une vision naturaliste de la psychiatrie nous renseignent sur les comportements pathologiques de l'homme **dégénéré**. Pour V. Magnan, en 1895, la dégénérescence c'est « l'état pathologique de l'être qui, comparativement à ses générateurs les plus immédiats, est constitutionnellement amoindri dans sa résistance psychologique et ne réalise qu'incomplètement les conditions biologiques de la lutte pour la vie[72]. » Hérédo-dégénérescence, soit les maladies et l'hérédité, succession et transformation. Il est question de régression phylogénétique. La psychopathologie devient celle de l'homme qui retrouve « les racines animales de son existence[73] », quelque chose de l'ordre de la nature. Mais si l'animal ne dispose pas de la liberté, s'il ne peut s'arracher à ses déterminismes, il n'en demeure pas moins que le psychiatre ne s'affiche pas du pur côté de l'anthropologie, il est aussi naturaliste, il ne dénie pas la vie biologique et ses incertitudes, commune aux animaux et aux humains.

La question de la bestialité-animalité de l'homme est exemplairement posée par la confrontation avec ce qui s'impose comme perversité – recherche du mal, mais aussi, tous les dictionnaires le disent peu ou prou, tendance maladive à accomplir des actes immoraux, agressifs.

Primarité de l'opinion publique : le pervers est un animal mais souvent « il est pire qu'une bête », il est

---

[72] Magnan Victor, cité par Le Dorze Albert. *La chair et le signifiant*. Paris : L'Harmattan ; 2016, p. 18.
[73] Brion Abel, Ey Henri. *Psychiatrie animale. Ibid*. p. 36.

totalement détraqué : travelo, pédé, gouine, voyeur, exhib, pisseuse, pisseur, amoureux de la merde, violeur, incestueux, sadique, maso, et même anthropophage. Il est hors des clous, il franchit les lignes jaunes, ne respecte ni les stops ni les feux rouges. Et il faut avoir l'esprit bien éclairé pour lui trouver des circonstances atténuantes, « Il ne peut faire autrement, il est irresponsable, il est mal fini, il suit ses instincts. » Comme l'animal. Pas curable, encore moins soluble dans le langage. Il doit être mis à l'écart, prison ou asile, peu importe. La société doit s'en protéger. Etat de nature, la culture y peut peu.

Mais que sous-tend le recours à cette nature ? Communément, un déterminisme absolu quant à l'existence humaine. Inutile de pérorer sur une transcendance quelconque. L'homme n'a que l'illusion d'être maître chez lui. Règnent la nature, la Substance spinoziste, source des pensées, sentiments, enzymes, hormones, neurones, de nos assujettissements sociaux, culturels. Monisme corps-esprit. Pas de finalisme, pas d'intentionnalité. À la rigueur, une éthique à la recherche de la vie bonne car l'homme est un être de désir, de jouissance mais pas de manque.

Le concept de nature humaine, fort différent de celui de condition humaine implique l'idée d'immuabilité, de structure insensible à l'histoire. En dernière instance, il s'agit de physique et de chimie. Le fait naturel est non réfutable. Alors que l'idéal démocratique repose sur des abstractions : universalité, égalité, progrès qui sont toujours à construire et à déconstruire. La médecine, quittant sa stricte vocation thérapeutique, devient la référence unique en matière de perversion. Ce que tente de comprendre le Professeur Lanteri-Laura en 1979 dans *Lecture des perversions. Histoire de leur appropriation médicale*[74].

---

[74] Lanteri-Laura Georges. *Lecture des perversions. Histoire de leur appropriation médicale*. Paris : Masson ; 1979.

Pour K. H. Ulrichs (1825-1895), juriste, journaliste allemand, militant homosexuel – le mot homosexuel apparaît en 1869 – les uranistes (les rois Edouard II et Jacques 1er d'Angleterre, Henri III, Rodolphe II, Louis II de Bavière, les papes Paul II, Jules II, Sixte IV, Michel-Ange, Shakespeare, Byron), ne sont ni des vicieux ni des malades mais les victimes d'une donnée naturelle biologique contre laquelle on ne peut rien. Position affirmée fortement aujourd'hui par nombre de gays américains. La médecine commence à s'intéresser scientifiquement au problème des perversions vers le milieu du XIXème siècle par une étude détaillée de l'homosexualité. Ces recherches se développent dans les pays de langue germanique aboutissant à mieux faire connaître les phénomènes et à modifier dans un sens libéral une législation pénale qui demeurait répressive. La connaissance positive de la sexualité ne voit pas pour quelle raison l'homme se sentirait poussé par un rapprochement avec la femme puisque l'éjaculation peut être obtenue de toute autre manière. L'orgasme peut être obtenu comme cela convient à chacun. Le juge ne doit s'en mêler que s'il y a violence ou détournement de mineur et le médecin n'intervient que si le patient souffre. Lanteri-Laura : « La sexualité correspond d'abord à la production de l'orgasme, les membres de l'espèce humaine y parviennent de diverses manières, certains n'y réussissent qu'avec un partenaire de même sexe qu'eux[75] ». Les premières études sur l'inversion sexuelle aboutissent à montrer la normalité des invertis et à admettre qu'il existe plusieurs voies pour arriver à l'orgasme.

Mais la médecine est sommée, impérativement, au nom du vivre-ensemble, de fournir des normes scientifiques réputées indiscutables qui prennent la place des interdits religieux ancestraux devenus obsolètes et ceci sur un mode à la fois individuel et social. Il est demandé à la physiologie de fournir des règles, des normes qui remplacent la morale

---

[75] Lanteri-Laura Georges. *Ibid.* p. 36.

d'origine religieuse. Car, quand même, il y a des **dégénérés**. Mais héritage du positivisme, des Lumières, ce qui ne respectait pas les règles physiologiques pouvait certes être considéré comme déviation, mais en aucun cas il ne pouvait exister de jugement de valeur ni de condamnation de ces aberrations sexuelles. Ce n'est qu'au XIXème siècle qu'apparaît dans le discours psychiatrique une partie spécifique aux aberrations du comportement sexuel qui les étudie pour elles-mêmes. La perversion sexuelle désignerait donc une déviation par rapport à l'acte sexuel normal, définie comme un coït, visant à obtenir l'orgasme par pénétration génitale avec une personne du sexe opposé. Il y aurait perversion quand l'orgasme est obtenu avec d'autres objets sexuels, homosexualité, pédophilie, bestialité, ou par d'autres zones corporelles, coït anal par exemple. Ou encore quand l'orgasme n'est obtenu que dans certaines conditions : fétichisme, transvestisme, voyeurisme, exhibitionnisme, sadomasochisme. Ces conditions pouvant seules apporter le plaisir sexuel.

Depuis Freud, nous savons que la névrose est le négatif de la perversion. L'enfant est un pervers polymorphe, jouissant de multiples zones érogènes, et l'adulte normal qui pratique une sexualité génitale procréative est un pervers qui a réussi à surmonter les complexes d'Œdipe et de castration et qui se contenterait d'une sexualité plutôt rabougrie et monocorde. Les restes de perversions ne surgissent que dans les plaisirs dits préliminaires. Une perversion comme l'homosexualité n'est donc qu'une fixation, une exclusivité à une zone, à un stade évolutif libidinal antérieur à la génitalité. L'hétérosexuel « n'est qu'un ancien pervers qui a bien tourné. »[76]

Les idées de Freud ont évolué. Il a rapproché les mécanismes de défense comme le déni et le désaveu qui sont devenus communs à la psychose et à la perversion. Du coup,

---

[76] Lanteri-Laura Georges. *Ibid.* p 88.

la perversion devenait pathologique. Pour les aliénistes confrontés au Dépôt à de grands pervers, de grandes perversités, aux aberrations sexuelles, le recours à la théorie neurologique de la dégénérescence s'impose d'évidence. Freud ne rencontre la perversion polymorphe de l'enfant, à refouler, qu'à l'intérieur de la névrose bourgeoise et il est juste de remarquer que si Freud a récusé la dégénérescence, il n'a pas refusé l'innéité comme disposition présente en chacun. Et les théories freudiennes de la sexualité sont présentées comme si évidentes qu'elles en deviennent naturelles. Lanteri-Laura constate qu'il résulte de la pratique psychanalytique sans doute un peu plus de tolérance mais que cela a rendu possible « la restauration d'un néo-moralisme, à qui ne manque ni trône, ni autel, ni sabre, ni goupillon, et qui se fonde sur la primauté du stade **génital devenue norme**, et norme scientifique, scientifiquement garantie par cette science qu'est la psychologie génétique, étayée par cette science qu'est la psychanalyse[77]. » Freud a installé la perversion au cœur de la vie psychique de chacune et chacun, ne serait-ce que sous forme de motions refoulées, de fantasmes. Mais il a fait de l'hétérosexualité génitale la norme de la civilisation, basée sur le refoulement de l'érotisme des premiers hommes – par exemple le refoulement de l'odorat et de l'érotique anale –. Reproche fait aussi aux animaux comme le porc. À l'œuvre chez l'enfant en route vers l'idéal adulte. Didier Eribon[78] évoque aussi la perspective théologique freudienne fondée sur l'évidence de la norme hétérosexuelle idéale. L'homosexuel, l'inverti, le pervers n'ont pas réussi à dépasser le stade de la bisexualité. Pour William Reich, la Révolution devait aussi permettre de réduire l'homosexualité. Lanteri-Laura crucifie le concept de structure perverse qui, pour lui, quarante ans après Dupré, a

[77] Lanteri-Laura Georges. Ibid. p 134.

[78] Eribon Didier. Hérésies. *Essais sur la théorie de la sexualité*. Paris : Fayard, 2003.

exactement le même office que celui de constitution. Le pervers devenant radicalement différent du névrosé et du « normal ». Nous ne quittons pas la "perversification" animale, la dégénérescence.

Ne pas oublier que la Standard Edition a toujours obstinément traduit *Trieb* par *Instinct* marquant un héritage animal que la psychanalyse française refuse en utilisant le terme de pulsion : l'étayage sur l'autoconservation constitue la concession minimale avant de rejoindre, enfin, le pur champ de la culture. Freud, lui, est acculé à recourir à des « formations psychiques héréditaires, quelque chose d'analogue à l'instinct des animaux », à des schèmes phylogénétiques héréditaires que sont les fantasmes originaires. Ne pas oublier la haine, la violence, l'agression. En 1915, dans *Pulsions et destin des pulsions* : « Les vrais prototypes de la relation de haine ne proviennent pas de la vie sexuelle, mais de la lutte du moi pour sa conservation et son affirmation. » Et plus tard en 1930, dans *Malaise dans la civilisation* : « Je ne comprends plus que nous puissions rester aveugles à l'ubiquité de l'agression et de la destruction non érotisées et négliger la place qu'elles méritent dans l'interprétation des phénomènes de vie. » Et c'est la civilisation, ses œuvres, ses organisations qui répriment nos pulsions et nous éloignent de l'état animal. Notre réserve originelle naturelle paradisiaque du temps béni où nous étions de bons sauvages innocents est plutôt celle des combats sanglants des dinosaures et des mâles qui bouffent les petits pour s'approprier les femelles. L'homme n'est qu'un loup pour l'homme. « L'agressivité se manifeste aussi de façon spontanée, démasque sous l'homme la bête sauvage qui perd alors tout égard pour sa propre espèce » assène toujours Freud dans le *Malaise*. L'instinct agressif serait plus fort que la raison. Telle est la nature humaine. L'agressivité relève certainement de la psychologie mais pas nécessairement de la psychopathologie comme certains l'affirment avec force.

Malaise dans la civilisation

La fusion des concepts animalité et infériorité de certaines races humaines a conduit ladite humanité à la justification de l'esclavage, à la glorification du colonialisme. Le mâle blanc occidental, cultivé, humaniste régnait au sommet de la pyramide humaine. Les études sur l'homme, l'anthropologie se devaient de le confirmer. Le cirque, expression de l'imaginaire populaire, a montré de tout temps nains, géants, siamois, acéphales, hommes à tête de chien. Les récits de voyage alimentaient la curiosité. Peu à peu le cannibale et la femme-singe suppléent le nain et l'homme tronc. Les zoos humains et lieux d'exposition, en même temps, se racialisent et s'animalisent. Les enfants « nègres pie » qui présentent un problème de pigmentation sont renvoyés aux chevaux-pie. George Alexander Gratton, né en 1908, exhibé à Bristol fut comparé à un chien dalmatien. Dumoutier, médecin, compagnon de Dumont d'Urville, devient le spécialiste des moulages anatomiques du sauvage vivant. « Ce sont des têtes pleines de vie, reflétant les passions brutales du sauvage hébété, l'astuce du bipède affamé qui cherche sa proie, la ruse cruelle de l'anthropophage qui a soif de votre sang[79]. » L'autopsie de la Vénus Hottentote, décédée en 1815, femme Khoi-khoi qui présentait, comme toutes les femmes de cette région d'Afrique du Sud, une stéatopygie, une hypertrophie graisseuse des hanches et des fesses et une macronymphie, exhibée à Piccadilly, au Trocadéro, fut réalisée par Cuvier et Geoffroy de Saint Hilaire. Leur conclusion : la Vénus est plus proche du singe que de l'homme. L'Européen doit se rassurer, en aucun cas il ne peut être assimilé à cet Autre monstrueux. En 1878, triomphe des Zoulous aux Folies Bergère, des Dahoméennes aux seins nus au Casino de Paris. La « bestialité » archaïque attire. Jules Lemaître, en 1887, écrit : « Allez voir ces fils monstrueux de l'Afrique équatoriale ; vous aurez sûrement cette impression que l'abîme est moindre entre les bons chiens qui jappent près de là et un Achanti, qu'entre un Achanti et M. Taine ou L. Herbert Spencer[80]. » Franz Fanon : pour le Blanc, le génital du Nègre est fixé une fois pour toutes. Les Nègres ne sont que biologiques. Ce sont des animaux, des bêtes qui considèrent leur vie sexuelle « comme une branche de leur physiologie, tout comme le manger, le boire et le dormir[81]... »

Et il n'est pas besoin d'être grand clerc pour remarquer que pour beaucoup la Femme n'a pas vraiment quitté le règne animal. Elle ne se plie pas volontiers aux dures exigences freudiennes du surmoi masculin et paternel de la communauté civilisée. Elle aura tendance à privilégier toujours ses enfants et ses attachements amoureux. C'est la Sorcière à brûler vive, car elle dispose de secrets magiques

---

[79] Blanchard Pascal, Boetsch Gilles, Snoep Nanette, *Exhibitions - L'invention du sauvage*. Actes Sud, Musée du Quai Branly, 2011, p. 121.

[80] Lemaître Jules, cité dans *La France Noire,* sous la direction de Blanchard Pascal. Paris : La Découverte ; 2011, p 48.

[81] Fanon Franz. *Peau Noire, Masques Blancs*. *Œuvres*. Paris : La Découverte ; 2011, p 201.

déposés dans la Nature depuis la nuit des temps : philtres d'amour, sensualités troubles. Elle est capable de copuler avec Satan ou comme la Malinche-Chingada avec Cortès. Il faut nécessairement brider, supprimer ses désirs sexuels, l'exciser, l'infibuler, nier sa jouissance. C'est elle qui a succombé au serpent, qui est donc responsable du péché originel. Il est essentiel de la cadenasser, de la normer, de la maintenir dans un rôle de vierge puis de mère modélisée car nous ne saurions oublier que c'est elle qui est le premier objet érotique des enfants ! Saint Augustin : « C'est une bête qui n'est pas ferme, ni stable, haineuse, nourrissant de mauvaises pensées... elle est source de toutes les discussions, querelles et injustices. » Dans la *Cité de Dieu*, les monstres, les acéphales, les hybrides, eux, au moins, ont une âme. D'évidence, tout le monde aura remarqué que ce tableau était préhistorique.

Freud dans *Malaise dans la civilisation* (la kultur) : dès la préhistoire l'homme est soumis à des nécessités auto-conservatrices et à des pulsions sexuelles. Afin de domestiquer une nature très hostile, une coopération est nécessaire, il a besoin d'auxiliaires. Pour le sexuel, il lui faut disposer de femelles disponibles qui donnent naissance à une progéniture que ces femelles veulent sécuriser. Effets du passage de l'humain à la station debout : les excitations sexuelles, sensuelles, nées de l'olfaction s'atténuent. Les organes sexuels désormais visibles demandent à être protégés. Naissance de la pudeur. Désormais ce sont les excitations sexuelles d'origine visuelle qui l'emportent, devenues quasi permanentes. La femme ne s'isolant que durant la période menstruelle. Naissance de l'esthétique féminine, de l'importance de la beauté physique, de la propreté – le refoulement de l'analité oblige à cela, importance des parfums en tant que contre-odeurs organiques –

dans le jeu de la séduction. À noter que cette analité « animale » persiste chez le petit enfant. Ce passage à la position debout, progrès de la civilisation, a concouru au refoulement organique de la vie sexuelle, d'où le processus de sublimation du fait du refus des fortes odeurs dégagées par les organes génitaux. Il est possible que la bisexualité fasse partie de notre héritage animal, mais celui-ci ne peut faire s'équivaloir masculin avec activité, féminin et passivité, les exceptions sont trop fréquentes.

Il se crée, peu à peu, ce qu'on appellera une famille. Le mâle devenu sédentaire, protecteur, construit une habitation, disposant d'une femelle disponible à plein-temps. La chasse à la femme est moins nécessaire. Il est possible de nommer cela contrainte à l'amour. Mais persiste la primauté de la force physique. L'arbitraire du Père-mâle est quasi sans limite, les femmes ne peuvent vivre en totale sécurité dans un monde d'hommes prédateurs. La Saint-Valentin civilisée a pris la place de la fête de l'ours durant laquelle les hommes se déguisaient en ours pour attraper les femmes ! Or, pour Freud : « C'est l'amour sexuel (génital) qui procure à tous les humains les plus fortes satisfactions de son existence et constitue le prototype du bonheur[82]. » Il s'agit tout d'abord du mâle éjaculateur qui éprouve d'emblée le plaisir sexuel. Il en va tout autrement pour le plaisir sexuel de la femme, totalement ignoré. La femme doit limiter ses jouissances aux naissances et à l'éducation des enfants. Peu de différences avec l'animalité. Avec l'accord tacite des mères, les frères se coalisent contre l'odieux Père, mais aussi admiré, de la horde primitive, le tuent et le mangent. Afin que nul ne puisse le remplacer, ils inventent la démocratie qui sécurise les règles du Droit, ce qui n'évite pas, si difficultés, la nostalgie mortifère du tyran. Car, peu à peu, la force physique devient moins nécessaire, la technique et l'abstraction la surpassent.

[82] Freud Sigmund. *Malaise dans la civilisation*. Paris : PUF, 1971, p. 52.

Vestige muséal : la force virile est enfermée dans les salles de sport et peut-être les chambres à coucher. L'économie a besoin du cerveau et des bras des femmes. Grâce à la science, les femmes deviennent maîtresses de la reproduction. La loi du Père se ringardise, les femmes réclament avec vigueur la reconnaissance de leurs propres désirs sexuels. Droit à la jouissance, somme toute. Catherine Millet, l'auteure de *La vie sexuelle de Catherine M.* : « La question de la satisfaction sexuelle des femmes est au cœur du processus d'émancipation des mœurs depuis un siècle[83]. » Culte de la sensation, moins du sentiment. Evolution de la civilisation chargée, selon Freud, de nous éloigner de l'état animal en nous protégeant de la nature et en réglementant les relations des hommes entre eux.

Mais, point commun à tous les mammifères : jusqu'à nouvel ordre, ce sont les femmes qui, biologiquement, accouchent. Là réside la vraie révolution : la loi paternelle laisse la place aux traits sensibles de la maternité qui définit désormais la bonne autorité ; non plus la punition mais la prise en compte des personnes et du vécu. Toujours Freud dans *Moïse et le monothéisme* : le meurtre du père doit se payer d'une mise à l'arrière-plan de la perception sensorielle, ce par rapport à l'idée abstraite avec renoncement aux instincts et supériorité de la paternité sur la maternité assimilée aux valeurs sensuelles de la séduction. Autres temps ? Retour à l'animalité au détriment de la pensée, de l'abstraction ?

Toujours l'animalité et sa tendance à la grégarité sécurisante. Mort du Père ? Alexis de Tocqueville (*De la démocratie en Amérique*), 1835-1840, décrit l'avenir sous forme d'un despotisme étendu mais doux qui, certes, dégraderait l'homme mais sans vraiment le tourmenter. Les individus sont réduits à une foule d'hommes semblables et égaux, aux besoins primaires satisfaits avec au-dessus un

[83] Millet Catherine. *Le Point*, 14/09/2017 ; n°2 349, p. 106-109.

pouvoir tutélaire qui se charge de tout, édicte des règles minutieuses et uniformes supprimant tout espace pour l'originalité. Animalité, Etat de surveillance, algorithmisation du monde ? L'amour commun du despote rendrait enfin possible la réalisation de l'évangélique « aime ton prochain comme toi-même. »

Mais il y a pis. Et si les humains et autres animaux n'étaient que des chiens de paille, de simples figurines brûlées au cours des rituels taoïstes comme l'affirme John Gray[84], iconoclaste en chef. Pour un médecin banal, vaguement chargé de lutter contre les maladies et les vices de la nature, ce livre oscille entre le coup de poing dans la gueule et l'invitation ferme au suicide. Ce n'est pas l'homme qui est au centre du monde, ce n'est pas Dieu, ni une quelconque transcendance non plus. Non, c'est la nature, la terre Gaïa, qui est un être vivant qui s'autorégule. Elle a existé bien avant le surgissement hasardeux de la loterie cosmique génétique de cet animalcule surnommé l'homme et elle poursuivra, sauf accident explosif, son chemin après la disparition de celui-ci. Ni chaud ni froid à la nature. Pourtant, cet homme est persuadé, lui, qu'il faut se libérer des limites naturelles qui encadrent les autres animaux, qu'il peut diriger sa vie et le monde, que son futur sera meilleur que son présent. Il ne se rend pas compte que son intelligence ne lui appartient pas mais qu'elle n'obéit qu'aux nécessités du vivant qui sont les mêmes pour une moisissure. C'est la croyance qui importe, l'homme croit, il a besoin de certitudes, de dogmes, qui lui présentent un catalogue de valeurs sûres. Cela démarre fort avec le christianisme, ses histoires de Chute et de Rédemption et qui se prolonge par les

[84] Gray John. *Chiens de paille. Réflexions sur les humains et autres animaux*. Paris : Les belles lettres ; 2019.

valeurs de l'humanisme laïque. L'Humanité et le Progrès sont en marche, la Conscience de l'homme s'éclaire. Il faut croire que l'accumulation des connaissances améliore l'Homme, qu'elle lui rendra la vie bonne, que l'espèce humaine sera meilleure ! Superstitions.

Car, selon Gray, la croyance dans le Progrès, le Libre Arbitre, la justice, les droits naturels de l'homme, les idéaux, la sacralisation de la Personne, la conquête d'une vaillante autonomie contre les déterminismes pourraient passer pour du comique si elles n'étaient pas, de par la volonté insensée de changer la nature humaine, à l'origine des grandes tragédies messianiques humaines du XXème siècle. Constructivisme disent certains. Alors que l'animal humain réagit dans l'instant, voulant d'abord sauver sa peau ! L'humaniste, le religieux croient qu'il existe au-dessus des hommes la Vérité, le Saint-Esprit. Pascal, qui avait besoin des rites et coutumes catholiques pour accepter de vivre – ne pas hésiter à stupéfier la raison – constatait que l'homme était plus facilement automate qu'Esprit. Pour les païens anté-chrétiens la vie bonne était spontanée. La contemplation d'abord, l'action ensuite. Il nous faudrait apprendre à suivre la voie du vieux Maître Tao, lire et méditer Tchouang-tseu : ne prendre aucune initiative, se laisser aller au flux du temps, se transformer avec la nature, devenir un simple homme du peuple qui se moque des honneurs. La politique, quelle vanité ! Tranquillité, sérénité ! « Je descends avec les tourbillons et remonte avec les remous. J'obéis au mouvement de l'eau, non à ma propre volonté. C'est ainsi que j'arrive à nager[85]... » Facile de magnifier la volonté, allez donc raconter cela à V. Chalamov et aux forçats de la Kolyma : des contes de fées littéraires pour belles âmes obscènes persuadées que nous avons toujours la possibilité de choisir. Non, les racines de l'éthique sont dans les vertus animales. Nietzsche, dans *Aurore* : « Les origines de la

[85] Tchouang-tseu, cité par Gray John. *Ibid.* p. 134.

justice, comme celles de l'intelligence, de la mesure, de la vaillance – bref, de tout ce que nous désignons du terme de *vertus socratiques* – sont *animales* : conséquences de ces instincts qui apprennent à chercher sa nourriture et à échapper à ses ennemis. Si nous considérons maintenant que même l'homme supérieur ne s'est élevé et affiné que dans sa *façon* de se nourrir et dans l'idée qu'il se fait de ce qui lui est nuisible, il ne nous sera pas interdit de qualifier d'animal le phénomène moral tout entier[86]. » L'éthique, dans le fond, n'est qu'une compétence pratique. Pour comprendre le monde mieux vaut la vie sauvage animale que le monastère. L'homme n'est que contingence. Le changement climatique qui fera mourir des milliards de personnes et la guerre ne sont que des instruments, des outils utilisés par Gaïa pour se réguler, pour en finir avec l'épidémie humaine de la surpopulation. Quant à la dévastation écologique, elle est inévitable, résultat accompli de l'adaptation terrestre de cet animal prédateur qu'est l'homme et qui ne se soucie que de satisfaire ses besoins les plus urgents... Cet homme qui par nature génétique est violent, agressif, destructeur comme les animaux, pour de vrai. Il est donc inéluctable qu'un jour une arme de destruction massive, nucléaire, biologique, informatique, soit utilisée puisque c'est possible ainsi de détruire son ennemi. Freud, dans *Malaise dans la civilisation*, cite cette jolie phrase du poète H. Heine : « Je suis l'être le plus pacifique qui soit. Mes désirs sont une modeste cabane avec un toit de chaume mais dotée d'un bon lit, d'une bonne table, de lait et de beurre bien frais avec des fleurs aux fenêtres ; devant la porte quelques beaux arbres ; et si le bon Dieu veut me rendre tout à fait heureux, qu'il m'accorde de voir à peu près six ou sept de mes ennemis pendus à ces arbres. D'un cœur attendri, je leur pardonnerai avant leur mort, toutes les offenses qu'ils m'ont faites durant leur vie – certes on doit pardonner à ses ennemis –, mais juste avant

[86] Nietzsche Friedrich. *Aurore*, cité par Gray John. *Ibid.* p .131.

qu'ils soient pendus. » (Heine, *Pensées et propos*[87]). Nécessité du vice.

Et que dire des malheureux qui ont érigé la science en religion, censée n'offrir qu'une seule et obligatoire vision du monde. Elle serait la vérité. Or cette vérité n'est nécessaire ni à la survie, ni à la reproduction humaine. Illusions, croyances. Car l'esprit humain ne sert pas la vérité mais la réussite de l'évolution. Penser autrement c'est oublier Darwin, c'est vouloir à tout prix que l'animal humain soit différent des autres animaux. Mort à la pseudo-conscience. La vie bonne, et non pas réussie, expression qui dans le monde de Gray ne veut rien dire car se référant à la volonté, n'est qu'une vie conforme à notre nature et aux circonstances que nous rencontrons. L'animal sauvage vit, il nous faut fonctionner comme une machine. (Lacan : la machine est plus libre que l'homme). Ce sont les animaux qui possèdent les secrets de la vie bonne. Pour eux, il n'y a pas de différence entre ce qui est et ce qui doit être. Cet écart est à la base de toutes les philosophies occidentales qui ont toutes, de Nietzsche à Heidegger, tenté de le combler. Tous ont interprété le monde comme si ce dernier n'était qu'un miroir de la lumineuse pensée humaine.

Que faire, se demande, angoissé, l'homme face à la rupture philosophique, radicale, assénée par Gray ? Cet homme qui suit ses instincts de plaisir immédiats, naturellement prédateur, car il ne peut que l'être pour survivre – ce d'autant plus qu'il croît et se multiplie. Et la terre Gaïa, vivante, qui, aussi, défend ses propres intérêts. Conflits inévitables et qui ne peuvent que s'exacerber.

Il semble que le problème essentiel – non, c'est une certitude – soit celui de la surpopulation humaine sur la

---

[87] Heine Heinrich. *Pensées et propos*, cité par Freud Sigmund. *Malaise dans la civilisation*. Paris : PUF ; 1971, p. 63.

surface limitée de la planète. Alors, la médecine, les éclopés, les handicapés, les vieilles, les vieux, les non-productifs, les fainéants, quelle importance ? Nous sommes à mille lieues de l'éthique du Salut à gagner par le travail, à la sueur de son front. Faudrait l'améliorer cet homme, en fabriquer un nouveau ! Idiote utopie mais qui permet quand même, il n'y a pas de petits bénéfices, pour le réaliser, de tuer quelques millions d'humains. C'est toujours ça de moins. Demeurent d'inquiétantes interrogations sur la programmation génétique, l'avortement, la peine de mort, les mouvements migratoires de population, l'euthanasie, la contraception. La médecine et bataclan ont-ils quelques utilités ? Mieux vaut ne pas fabriquer d'enfants du tout et s'asseoir afin de contempler le monde et regarder, telle une vache bienheureuse, passer les trains, attendant que nous soyons brûlés par un soleil chaud-bouillant ou noyés par la montée des eaux. Tranquillité, sérénité, la servitude volontaire. « Cultiver son jardin » disait Voltaire afin, espoir, de réanimer l'animisme qui resacralisera les éléments naturels. C'est plutôt la fin du monde qu'il faut évoquer ou, plus *fashion*, le collapsus. Le monde s'effondre, s'effondrera, lentement ou d'un coup. Et nous n'y pouvons rien. Une lueur d'espoir scientifique pour nos descendants : il s'agit d'un « processus catastrophique à potentiel apocalyptique, pouvant connaître des phases d'emballements, et d'effondrements[88]. » Il est donc possible avec tous les animaux de danser sur un volcan.

Depuis l'article 515-14 du 16 février 2015 du Code civil, les animaux sont désormais des êtres vivants doués de sensibilité mais ils restent soumis au régime des biens meubles.

---

[88] Semal Luc. « L'an 01 de la collapsologie. » *L'Obs*, 24/10/2019 ; n°2 868, p. 74-76.

Index des auteurs

Table

Structures éditoriales du groupe L'Harmattan

L'Harmattan Italie
Via degli Artisti, 15
10124 Torino
harmattan.italia@gmail.com

L'Harmattan Hongrie
Kossuth l. u. 14-16.
1053 Budapest
harmattan@harmattan.hu

L'Harmattan Sénégal
10 VDN en face Mermoz
BP 45034 Dakar-Fann
senharmattan@gmail.com

L'Harmattan Cameroun
TSINGA/FECAFOOT
BP 11486 Yaoundé
inkoukam@gmail.com

L'Harmattan Burkina Faso
Achille Somé – tengnule@hotmail.fr

L'Harmattan Guinée
Almamya, rue KA 028 OKB Agency
BP 3470 Conakry
harmattanguinee@yahoo.fr

L'Harmattan RDC
185, avenue Nyangwe
Commune de Lingwala – Kinshasa
matangilamusadila@yahoo.fr

L'Harmattan Congo
67, boulevard Denis-Sassou-N'Guesso
BP 2874 Brazzaville
harmattan.congo@yahoo.fr

L'Harmattan Mali
Sirakoro-Meguetana V31
Bamako
syllaka@yahoo.fr

L'Harmattan Togo
Djidjole – Lomé
Maison Amela
face EPP BATOME
ddamela@aol.com

L'Harmattan Côte d'Ivoire
Résidence Karl – Cité des Arts
Abidjan-Cocody
03 BP 1588 Abidjan
espace_harmattan.ci@hotmail.fr

L'Harmattan Algérie
22, rue Moulay-Mohamed
31000 Oran
info2@harmattan-algerie.com

L'Harmattan Maroc
5, rue Ferrane-Kouicha, Talaâ-Elkbira
Chrableyine, Fès-Médine
30000 Fès
harmattan.maroc@gmail.com

Nos librairies en France

Librairie internationale
16, rue des Écoles – 75005 Paris
librairie.internationale@harmattan.fr
01 40 46 79 11
www.librairieharmattan.com

Librairie l'Espace Harmattan
21 bis, rue des Écoles – 75005 Paris
librairie.espace@harmattan.fr
01 43 29 49 42

Lib. sciences humaines & histoire
21, rue des Écoles – 75005 Paris
librairie.sh@harmattan.fr
01 46 34 13 71
www.librairieharmattansh.com

Lib. Méditerranée & Moyen-Orient
7, rue des Carmes – 75005 Paris
librairie.mediterranee@harmattan.fr
01 43 29 71 15

Librairie Le Lucernaire
53, rue Notre-Dame-des-Champs – 75006 Paris
librairie@lucernaire.fr
01 42 22 67 13

www.ingramcontent.com/pod-product-compliance
Lightning Source LLC
LaVergne TN
LVHW051410061026
849535LV00009B/3469